Gerd Emich

Naturheilkunde Pferdekrankheiten

Band 1

Gerd Emich

Naturheilkunde Pferdekrankheiten

Band 1

Bewährte Behandlungsmethoden

Dritte durchgesehene Auflage

BLV

CIP-Titelaufnahme der Deutschen Bibliothek

Emich, Gerd:
Naturheilkunde Pferdekrankheiten / Gerd Emich. –
München; Wien; Zürich: BLV
Bd. 1. Bewährte Behandlungsmethoden. –
3. durchges. Aufl., – 1991
ISBN 3-405-14230-X

BLV Verlagsgesellschaft mbH
München Wien Zürich
8000 München 40

Einbandgestaltung:
F & H Werbeagentur GmbH, München

Gesamtherstellung: Pustet, Regensburg

Printed in Germany · ISBN 3-405-14230-X

Inhalt

Ein Wort zuvor

Begonnen hat alles mit der Ausbildung zum Krankengymnasten an der Lehranstalt für Krankengymnastik und Massage in Berlin-Charlottenburg, der "Teidel-Schule". Berufsanerkennungszeit leistete ich in Wildbad/Schwarzwald im Rehabilitationsinstitut von Ludwig Halter. Die Hauptgebiete waren Neurologie und Orthopädie! Danach übernahm ich den praktischen Aufbau und Leitung der physikalischen Abteilung des Kurmittelbetriebes "Weissenhäuser Strand" an der Ostsee. Da ich bei Wirbelsäulenbehandlungen auch die Notwendigkeit der Chiropraktik erkannte, "mußte" ich also auch Heilpraktiker werden. Heute bin ich froh, daß ich mich dazu entschlossen hatte. — Mehrere Jahre praktischer Aus- und Weiterbildung bei Naturheilärzten sowie in der Praxis Jäger in der Wingst folgten. Heute bin ich im elften Jahr als Naturheilpraktiker selbständig.
Vor den Olympischen Spielen in Los Angeles wurde ich wegen eines lahmen Pferdes angesprochen, das seit etwa einem dreiviertel Jahr im Stall stünde und laut Tierarzt ein Gnadenbrotkandidat war. Doch durch meine Behandlung wurde das Pferd in etwa zweieinhalb Monaten wieder gesund! Zu diesem Zeitpunkt war mir als Humanheilpraktiker noch nicht klar, daß ich eines der bekanntesten Springpferde, nämlich "Livius", wieder fit gemacht hatte . . .
Bei meiner Behandlung, um Livius für die Olympischen Spiele in Topform zu bekommen, galt: "Was den Menschen auf die Beine hilft, muß auch Livius helfen." Folgerichtig wählte ich als nächste Therapieart die Frischzellenbehandlung mit anschließendem gezielten Aufbautraining...
"Livius" flog mit nach Los Angeles und gewann unter Peter Luther mit der Mannschaft die Bronzemedaille. Fortan war Livius von Zeit zu Zeit, wenn nötig, mein Patient. Immer mehr Pferde gingen durch meine Hände, um geheilt zu werden. Die Krankheiten wurden immer differenzierter, und ich kniete mich immer mehr in die Materie. Häufig, wenn die Entfernung zwischen dem zu behandelnden Pferd und mir zu groß wurde, mußte die informelle Verbindung per Telefon oder Brief abgewickelt werden — und auch da blieb der Erfolg nicht aus, obwohl man eigentlich das zu behandelnde Tier schon sehen sollte. — Zwangsläufig tauchte die Frage nach den Fehlern und Fehlbehandlungen in der "Schulmedizin" auf, und meiner Meinung nach sind die gravierenden Fehler in der Art und Weise

der Therapie begründet. Die wissenschaftliche Medizin arbeitet mechanisch, trennt den Körper in einzelne zu behandelnde Sektionen, statt das Ineinanderübergreifen der Funktionen des Organismus, also die Gesamtheit des Körpers als eine Lebenseinheit — auch der Psyche — zu betrachten. Hinzu kommt, daß in der Alltagsmedizin mit zu vielen allopathischen Mitteln gearbeitet wird, denen sich der Körper durch Systemblockierungen und Nebenwirkungen widersetzt. Zu oft werden nur Scheinerfolge erzielt, der Patient erscheint gesund, da die Symptome verschwunden sind, aber unter der Decke brodelt es weiter, und nach einer gewissen Zeit tauchen die gleichen Probleme in verschlimmerter Form auf, weil die Ursachen maskiert wurden.
Dieses kommt bei der naturheilkundlichen Behandlungs- und Denkungsweise nie vor. Hier hilft man dem Körper mit kleinen und großen Reizen die Selbstheilungskraft zu mobilisieren, den Energiehaushalt auszugleichen. Allopathie blockiert den Körper, zerstört die Selbstheilungskräfte, behebt zwar die Symptome — jedoch niemals die Ursachen. Und das ist der wesentliche Punkt.
Ich konnte nicht schweigen! Diese Problematik muß immer wieder aufgezeigt werden! Entsprechend gibt es auch vielfältige Kritik an Dingen, wo ich glaube, Kritik üben zu müssen. Und diese Kritik soll doch einzig und allein dem Wohle des Pferdes dienen!
Selbstverständlich kann auch ich nicht jedem Pferd helfen. Oft ist es zu spät! Jedoch habe ich es in den allermeisten Fällen geschafft, die mir anvertrauten Pferde heilen zu können. Diese praktische Erfahrung möchte ich an Sie weitergeben, in der Hoffnung und dem Wunsch, Ihnen helfen zu können, mit den Alltagsproblemen beim Umgang mit Pferden selbst fertig zu werden. Natürlich kann das Buch nicht den Pferdeheilpraktiker(in) oder Naturheilarzt(ärztin) bei schwierigeren Problemen ersetzen. Dafür ist mein Buch auch nicht gedacht. Auch sind längst nicht alle Krankheitsbilder beschrieben und behandelt. Die Zeit, in der dieses Buch erstellt werden mußte, reichte dafür einfach nicht aus. Sicher gibt es noch andere Behandlungsmittel als ich sie aufgeführt habe, aber wie ich schon sagte, es ist meine Erfahrung, und zum Teil sind es von mir festgelegte und erstmals bei Pferden durchgeführte Therapiearten, die sich bewährt haben.
Es ist also ein Buch aus der Praxis für den Alltag und wird sicher eine echte Hilfe sein.
Wegen des begrenzten Buchumfanges mußte ich auch die Bebilderung auf die deutlichsten und aussagekräftigsten Bilder beschränken.

Gerd Emich

Hydrotherapie

Kurzer geschichtlicher Überblick

Die **Hydrotherapie** oder **Wasserheilkunde** begründet sich auf eine sehr lange Geschichte, die bis in die griechische Antike zurückreicht. So ist in den Gesängen Homers des öfteren die Rede von wahren Helden, die sich erquickten und labten, indem sie in kaltem Wasser badeten. Und der griechische Odendichter Pindar (gest. 446 v. Chr.) sagte, 'das Wasser sei das Beste', und der Dichter des mazedonischen Königshofes, der Grieche Euripides (gest. 406 v. Chr.), meinte, 'das Meer wüsche alle Leiden weg'! So waren auch in der griechischen Periode der Naturphilosophie, (654 v. Chr.), die Ärzte zum Teil bedeutende Philosophen, wie z. B. Hippokrates, der die ägyptische Methode, "kalt zu baden", in Griechenland einführte und seinen Anhängern in Verbindung mit einer vegetarischen Lebensweise als Mittel zu einer Kräftigung von Körper und Geist empfahl.

Die mittelalterliche Medizin (400 -1500 n. Chr.) geriet in eine starke Abhängigkeit der religiösen Weltanschauung. Aber auch in ihr finden sich Ärzte, die der natürlichen Heilkunde stark das Wort redeten, so. z. B. einige byzantinische und arabische Mediziner. Der Byzantiner Aurelianus empfahl die Kaltwasserkur in Form von Waschungen und Tauchbädern bei Wahnsinn, fieberhaften Krankheiten und Katarrhen aller Art. In der Neuzeit kann man feststellen, daß sich unter dem Einfluß von Paracelsus die Heilkunde von den Arabern und Mönchen immer mehr abwandte.
Um so häufiger stoßen wir auf Ärzte, die das kalte Wasser als wichtigste Methode der Behandlung anwandten. Neben einigen anderen war es vor allem Hermann von der Hayden (1643), der es sogar als eine Universalmedizin bezeichnete und davon berichtete, er habe 1624 dreihundert Ruhrkranke mit kaltem Wasser geheilt.

In Deutschland lenkte als erster Johann Gottfried de Berger die Aufmerksamkeit auf die in England durch Floyer eingeführten kalten Bäder. Vor allem aber hat der Professor an der 1694 gegründeten Universität Halle, Friedrich Hoffmann (gest. 1742), einer Heilkunde das Wort geredet, die man geradezu als eine wissenschaftliche Naturheilkunde bezeichnen kann. Er schrieb den alltäglich genossenen Speisen sowohl zur Verhütung als auch zur Heilung von Krankheiten die höchste Bedeutung zu, indem er wörtlich sagte: "Das nämlich sind die einfältigsten, ohne große Kunst und Mühe zu erlangenden, täglichen, diätischen Dinge, deren die Natur zur Erhaltung allzeitig benötigt ist sowohl zur Verhütung als auch zur Heilung von Krankheiten von dem allerhöchsten Gut eine so große Kraft gelegt sei, daß wir zum öfteren denselben ganz allein trauen und ohne einen großen Vorrat von Medikamenten die Pflicht eines Arztes ganz vollkommen erfüllen können."

Es ist festzustellen, daß es ohne die pharmakologisch-medizinischen Behandlungen des Arztes nicht immer geht. Jedoch lassen sich die meisten Krankheiten mit naturheilkundlichen Therapien in den Griff bekommen.

Sigmund Hahn (1664 -1742) war Doktor der Medizin, praktischer Arzt und Stadtphysikus in Schweidnitz in Schlesien. Sigmund Hahn ist Ausgangspunkt sowohl der naturheilkundlichen als auch der wissenschaftlichen Wasserheilkunde in Deutschland.

Der älteste Sohn Sigmund Hahns, Johann Sigmund Hahn, war praktischer Arzt und als Stadtphysikus in Schweidnitz Nachfolger seines Vaters. Sein Buch "Unterricht von Kraft und Wirkung des frischen Wassers in die Leiber der Menschen" erschien 1738 und erlebte während der Lebenszeit des Verfassers vier Auflagen. Über die Anwendung des kalten Wassers bei Kranken gab Hahn ausführliche Vorschriften bekannt. Er beschrieb die einzelnen Bäder und ihre Anwendung in bestimmten Krankheitsfällen (so z. B. Fußbäder, Hand-, Unterarm-, Tauch- und Sturzbäder, kalte Aufschläge, Eisbeutel, Feuchtpackungen des ganzen Körpers, Klistiere, Abreibungen und Spülungen bei Frauen). Die Behandlungen sollten allmählich gesteigert werden. Hahn empfahl, eine Kur mit feuchten Packungen zu beginnen, dann in Waschungen und Fußbäder überzugehen und schließlich die kalten Vollbäder zu gebrauchen, deren Zeit kürzer oder länger bemessen sein müsse. Die Anwendung des kalten Wassers allein tue es freilich nicht. Das erfrischende Element müsse kunstvoll und sorgfältig zum Gebrauch kommen. Hahn vertrat den Standpunkt, daß das, was den Gesunden kräftig erhalten und ihn vor Unpäßlichkeiten bewahren kann, um so viel mehr dem Erkrankten dienen kann und dessen Gesundheit wieder herstellen müsse. Von Medikamenten hielt Hahn nicht viel, ja, er war ihr ausgesprochener Gegner und sagte: "Viele Medikamente sind überflüssig und schädlich." Das kalte Wasser allein kräftige den Kranken und bewirke eine wahrhafte Aufräumungskur: "Hunger und Wasser kurieren den Fetten und den Gichtiger."

Es ließe sich die Reihe bedeutender Männer anführen von Professor Dr. Ferdinand Örtel, geboren 1765 in Streitberg im bayrischen Oberfranken, oder Bauer Vinzenz Priessnitz, geboren 1799 in Freiwaldau am Gräfenberg in der heutigen Tschechoslowakei, bis hin zu Pfarrer Sebastian Kneipp, der uns allen sehr bekannt ist. Es gibt einen bekannten Satz von Pfarrer Kneipp: "Was die Gesundheit erhält, kann auch die Krankheit heilen."

Trotz seiner großen Popularität sollte man über Sebastian Kneipp im Zusammenhang mit Hydrotherapie oder Wasserheilkunde folgendes wissen: Sebastian Kneipp wurde 1821 in Stefansried im bayrischen Allgäu geboren. Während seines Studiums der Theologie fiel ihm zufällig ein Büchlein über die Wasserheilkunde in die Hände. Da er selbst ziemlich ernstlich lungenkrank war, und die Ärzte ihn schon lange aufgegeben hatten, stellte dieses Buch für ihn den letzten, rettenden Strohhalm dar.

Kneipp erprobte nun die in diesem Buch beschriebenen, zum Teil sehr scharfen Anwendungen an sich selbst und entschloß sich im Winter 1849 in Dillingen sogar zu einer Radikalkur. Er eilte zwei-/dreimal wöchentlich zur ca. eine Stunde entfernten Donau. Erhitzt badete er dann im eiskalten Wasser, um dann wieder nach Hause zu eilen. Ganz allmählich erfuhr er eine zunehmende Kräftigung und Besserung seines Leidens. So konnte er hoffen, seinen gesamten gesundheitlichen Widerstand wiederherstellen zu können.

1855 ging Sebastian Kneipp als Beichtvater der Dominikanerinnen nach Bad Wörishofen, das zum damaligen Zeitpunkt noch kein Kurbad war, sondern nur Wörishofen hieß.

Aufgrund seiner bisherigen Erfahrungen wurde er bald auch der gesundheitliche Seelsorger der ihm anvertrauten Menschen. Kneipp begann also, in der Waschküche des Dominikaner-Klosters mit kaltem Wasser zu behandeln, indem er — wie Priessnitz einmal von sich sagte — gleichzeitig Bademeister und Arzt sein konnte. In den Jahren 1855—1880 blieb er dabei, seine Wasserkuren auf die Waschküche des Klosters zu beschränken und sich durch ständiges, fortgesetztes Beobachten, sinnend und prüfend, diejenigen Erfahrungen anzueignen, die ihn später in die Lage versetzen sollten, Wohltäter und Erzieher vieler Menschen zu werden. 1880 wurde Kneipp Pfarrer in Wörishofen. 1889 wurde die erste Badeanstalt errichtet, da die „Waschküche" im Dominikaner-Kloster nun doch nicht mehr ausreichte und in Zukunft nur noch weiblichen Personen vorbehalten blieb. Die neu errichtete Badeanstalt war mit Handpumpen ausgerüstet, die zumeist von den Ba-

degästen, die sich vor der Behandlung warmarbeiten sollten, selber bedient wurden. Das war eine recht anstrengende Angelegenheit! Bald wurde es auch in dieser Badeanstalt zu beengt, und bereits 1890 mußte ein neues Badehaus mit Ankleidekabinen, Warte- und Bewegungsräumen errichtet werden. Schon nach zwei weiteren Jahren mußte es einem weiteren, größeren Bau weichen. Dieser hatte Verbindungen durch Wandelhallen und einen Turnplatz sowie eine Verbindung durch besondere Wohnhäuser. Wir finden hier in Wörishofen also eine ganz ähnliche Entwicklung, wie sie sich auf dem Gräfenberg unter Priessnitz vollzogen hat. Aus kleinen Anfängen entstand innerhalb weniger Jahre eine Vielzahl von Häusern, die den wachsenden Zuspruch und die zunehmende Anerkennung des Verfahrens bekunden.
In einem der selbsterbauten Häuser begann Kneipp Ende der 80er Jahre zweimal täglich eine öffentliche Sprechstunde abzuhalten, zu der sich Leicht- und Schwerkranke aus vielen Ländern drängten. Es ist der Hauptverdienst Kneipps, durch die Empfehlung einer vorbeugenden Gesundheitspflege im Volk, Glauben und Beachtung errungen und für eine naturverbundene Lebensweise eine Anzahl von Anhängern erworben zu haben. Kneipp behauptete nie von sich, der Erfinder der Wasserheilkunde gewesen zu sein. Er wollte nur als ihr Erneuerer gelten. In der Tat, Kneipp ist einer der größten Ausgestalter der Wasserheillehre gewesen. Die Eigenart seiner Methode läßt sich durch die Erkenntnis bezeichnen, er habe anstelle der Ganzanwendungen die Teilanwendungen mehr in den Vordergrund gerückt. Sie wirken milder, ohne dadurch weniger wirksam zu sein. Mehr als 100 Anwendungen hat er teils aus früheren Zeiten übernommen, teils neu gestaltet. Die Zeitdauer der kalten Wasseranwendungen und Packungen hat er abweichend von seinen Vorgängern sehr verkürzt. Er führte die Wassergüsse ein und gestaltete sie in einer ganz besonderen Form aus. Er wurde zum Meister des kurzen Kältereizes, der auch heute noch angewandt wird. Es war seine Auffassung, daß die Wirkung des Wassers um so überraschender und größer sei, je häufiger man den Angriffspunkt des Kältereizes wechsele. So ist es kennzeichnend für die Kneippsche Methode, daß ein fast täglicher Wechsel der Kuranwendungen stattfindet. Kneipp hat neu eingeführt: **das wechselwarme Kräuterbad, die Auflage, den Wickel,** zu denen Kräuterabkochungen, Lehm und Quark verwendet wurden und noch werden.

Auch das **Wassertreten**, das **Schneelaufen** und das **Gehen** im **taufrischen Gras** ist nur durch den Einfluß Kneipps zu einer so allgemeinen Anerkennung gekommen. Die Einführung der einheimischen Heilpflanzen zum äußeren Gebrauch als Badezusatz und zum inneren Gebrauch als Tee setzte in der Naturheilkunde erst durch Kneipp ein. Als Heilpraktiker habe ich all diese Anwendungen im humanen Bereich mit Erfolg durchgeführt und einen großen Teil dieser Behandlungsmethoden für die Pferde übernommen. Der Erfolg ist gleichermaßen positiv und sogar noch als besser zu bezeichnen. Nicht der Glaube an die Methode, sondern das Vertrauen in die Methode ist das Wesentliche ...... und der erzielte Erfolg gibt Beweis und Recht!

Die Krankheits- und Behandlungslehre Kneipps

Genauso wie bei seinen naturheilkundlichen Vorgängern finden wir auch bei Kneipp eine Krankheitslehre, die von der Erkenntnis der Naturheilkraft und der Bedeutung der Säfte ausgeht. Im Gegensatz zur naturwissenschaftlichen Medizin, die sich um diese Zeit fast ausschließlich der Organbetrachtung widmete und den Gesamtorganismus als zusammengehörige Einheit aus den Augen verlor — und dies auch heute noch tut — predigte Kneipp, daß der 'menschliche Körper eine harmonische Einheit darstelle, was in der Behandlung stets zu berücksichtigen sei, in dem zwar das kranke Organ den besonderen Vorzug habe, der übrige Organismus aber als mitleidender Teil ebenfalls zu behandeln sei. Alle Krankheiten — so Kneipp — haben ihre Ursache im Blut: indem entweder das Blut mangelhaft zirkuliere, falsch zusammengesetzt sei oder schädliche Stoffe entstünden durch Genuß von Alkohol, Reizmitteln und eine ungeeignete Nahrung.' (Heute rechnet man auch Umweltbelastungen dazu.) 'Besonders die Verweichlichung sei eine nicht zu verkennende Krankheitsursache, weil sie die natürlichen Lebensreize der Naturheilkraft schwäche. Krankheiten kämen immer nur durch eine Schwächung der Naturheilkraft zustande, und sie können nur durch Hebung dieser Kraft wieder heilungsbringend beeinflußt werden'. Durch Schwächung des Organismus wird die Widerstandskraft des Körpers geringer oder durch Verminderung des Immunsystems, d.h. durch Herabsetzen der Widerstandskraft des Körpers wird die Anfälligkeit des Menschen immer größer. Das gleiche gilt selbstverständlich für Tiere, insbesondere für Pferde, um die es sich in diesem Buch handelt.

Allgemeine Definition

Wärme und Kälte

Wärmebehandlung oder **Thermotherapie** (griechisch Therm = Wärme), Kältebehandlung oder **Kryotherapie** (griechisch Kry = Kälte). In den USA haben sich die Begriffe **Hyper-** und **Hydrotherapie** eingebürgert, was aber dasselbe bedeutet. Als Kälteträger wird fast ausschließlich das Wasser in flüssiger oder fester Form (Eis) benützt, und die Kälteanwendung automatisch mit der Hydrotherapie in Einklang gebracht. Diese Verallgemeinerung trifft aber insofern nicht zu, als Hydrotherapie nicht nur kaltes, sondern fast noch häufiger warmes Wasser benützt. Hyper- und Hydrotherapie sind demnach zwei Begriffe, die sich nicht klar trennen lassen, sondern viele Berührungspunkte haben. **Ein Grundsatz: Niemals Kaltwasseranwendung auf kaltes Gewebe oder kalte Haut.**

Zur **Thermotherapie** zählt nicht nur Wasser, sondern als Wärmeträger können auch Moor, Schlamm, Heißluft, Wärmelampen sowie die Lang- und Kurzwelle benützt werden. Wärme stellt nach den heutigen Vorstellungen kinetische oder Bewegungsenergie, d.h. die Bewegung kleinster Teilchen der Materie, Moleküle und Atome, dar. Kälte läßt sich physikalisch nicht definieren, denn alles, was über dem absoluten Nullpunkt von —273°C liegt, ist Wärmebewegung, die nur je nach dem Temperaturgrad schwächer oder stärker ist.
Kälte ist vielmehr ein physiologischer Begriff, der Ausdruck einer meist unangenehmen Empfindung, die bei der Einwirkung niedriger Temperaturen auftaucht. Die Fragestellung müßte also richtig lauten: "Was empfinden wir als warm und was als kalt?" Es wäre naheliegend, anzunehmen, daß wir alles, was kälter ist als unsere Haut, als kalt und alles, was wärmer ist als warm empfinden. Dieser Zustand wird als **indifferent** bezeichnet. Anders ist die Empfindung, wenn wir in ein Bad mit 22°C steigen, es wird uns deutlich spürbar kälter vorkommen, obwohl es die gleiche Temperatur hat wie die Luft. Das wird dadurch erklärbar, daß Wasser ein besserer Wärmeleiter ist als Luft. Dem Körper wird also in der gleichen Weise mehr Wärme entzogen. Für die Temperaturempfindung ist demnach nicht allein die absolute Temperatur des umgebenden Mediums, sondern auch dessen Wärmeleitvermögen maßgebend. Je besser das Wärmeleitvermögen des Körpers ist, um so kälter wird es empfunden. Voraussetzung ist, daß seine Temperatur unter dem Indifferenzbereich liegt. Wasser erscheint uns also bei gleicher

Temperatur kälter als Luft. Umgekehrt wird ein solcher Körper wärmer empfinden, wenn seine Temperatur über dem Indifferenzbereich liegt. Ein Wasserbad von 40°C erscheint uns daher wärmer als ein Luftbad der gleichen Temperatur. Der Indifferenzbereich stellt also den Temperaturgrad dar, der weder als warm noch als kalt empfunden wird. Er liegt um so tiefer, je schlechter der Wärmeleiter bzw. das Wärmeleitvermögen des Körpers ist und umgekehrt. Luft stellt den schlechtesten Wärmeleiter, der therapeutisch angewandt wird, dar. Der Luft-Indifferenzbereich liegt bei 22 - 24°C, Wasser dagegen ist der beste Leiter, sein Indifferenzbereich entspricht einer Temperatur von 34-36°C.
Der Indifferenzbereich ist jedoch nicht fixierbar, sondern hängt noch von anderen Faktoren ab. So ist er abhängig von der Hauttemperatur, die ihrerseits wieder durch die innere Wärmeproduktion des Körpers sowie durch Eng- oder Weitstellung der Hautgefäße bestimmt wird. Bei der inneren Wärmeproduktion steigt die Indifferenz zu manchen Tages- und Jahreszeiten oder bei angestrengter Muskelarbeit und auch bei Fieber an. Ferner ist der Indifferenzbereich durch zusätzliche chemische und mechanische Faktoren beeinflußbar. Meerwasser wird daher wegen des Salzgehaltes (chemischer Effekt) und des Wellenschlages (mechanischer Effekt) wärmer als Süßwasser empfunden. Aus den gegebenen Darstellungen ist klar ersichtlich, daß der Indifferenzbereich einer beachtlichen Schwankung unterliegt.

Hier einige Temperaturgrade

Um beim Umgang mit Wasser eine gewisse Richtlinie zu haben, werden folgende "Grobeinteilungen" gesetzt:

brunnenkalt	**:**	**10 — 15°C**
kalt	**:**	**unter 30°C**
lau bzw. kühl	**:**	**30 — 34°C**
indifferent	**:**	**34 — 36°C**
warm	**:**	**36 — 38°C**
sehr warm	**:**	**38 — 40°C**
heiß	**:**	**40 — 45°C**

Als Toleranzpunkt wird der **kritische** Wärmegrad bezeichnet, der gerade noch, ohne Schaden zu nehmen, vom Körper ertragen wird. Unter normalen Voraussetzungen liegt der Toleranzpunkt bei ***45 — 46*°C.**

Der Wärmestrom

Er ist um so größer, je größer das Temperaturgefälle ist. Das bedeutet,

Temperaturunterschied zwischen Körper und berührtem Gegenstand plus dessen Leitvermögen. Erst dadurch, daß unsere Wärme- und Kältenerven diese beiden Faktoren gleichzeitig erfassen, werden sie zu Wächtern unserer eigenen Temperatur, die über die ganze Körperoberfläche verbreitet sind und uns jederzeit drohende Wärme- und Kälteschädigungen anzeigen.

a) Möglichkeiten der Temperaturübertragung

Bei der Wärmestrahlung steht der Körper nicht in unmittelbarer Verbindung mit der Wärme- bzw. Kältequelle, sondern ist mehr oder weniger weit davon entfernt. Die von der Temperaturquelle abgehende Wärme oder Kälte wird zunächst in elektromagnetische Strahlungen verwandelt (Kälte ist nur eine physiologische Bestimmung) und durchdringt die Luft, ohne sie zu erwärmen. Erst beim Auftreffen auf den Körper wird die Strahlung wieder in Wärme umgewandelt.

b) Leitung

Die Wärmeleitung ist stets eine Materie, d.h. an den unmittelbaren Kontakt zweier verschieden temperierter Körper gebunden. Unter dieser Voraussetzung erfolgt ein Strömen von Wärme bzw. Kälte von Ort zu Ort, d.h. vom Ort der höheren zum Ort der niederen Temperatur, und zwar solange wie ein Temperaturunterschied besteht bzw. bis ein absoluter Temperaturausgleich stattgefunden hat. Bei der Temperaturfortpflanzung innerhalb von Flüssigkeiten und Gasen spielen auch mechanische Kräfte eine wichtige Rolle. Werden Wasser oder Luft von unten her erhitzt, werden in Folge ihrer Ausdehnung die zuerst erhitzten Teilchen spezifisch leichter und steigen nach oben, während die kälteren Teilchen nach unten sinken. Es gäbe hier noch eine ganze Menge zu sagen, z.B. über die physiologische Wirkung, den sogenannten hydrostatischen Druck, die Auftriebskraft oder den Reibungswiderstand usw., jedoch würde das den Rahmen dieses Buches sprengen.

Die Funktion der Thermorezeptoren bei Kälte und Wärme

(**Rezeptoren** = recipere . . . = aufnehmen, Aufnahmeorgane für Reize verschiedener Art.) Von den Kälte- und Wärmerezeptoren gehen ständig Impulse aus, deren Zahl von der jeweiligen Hauttemperatur abhängt. Rasche Temperaturänderungen in der Haut führen zu einer vorübergehenden Vermehrung der Entladung, und zwar bei Temperatursprüngen nach unten in den Kälterezeptoren und bei Erhöhung der Temperatur in den Wärmerezeptoren, um dann das der neuen Hauttemperatur adäquate Impulszahlenverhältnis herzustellen.

Reiz und Reaktion

Die **quantitative** und **qualitative** Reaktion hängt von folgenden Reizfaktoren ab:

1) **Reizfläche** (wichtig und entscheidend ist dabei die Topographie, d.h. der Ort, wo der Reiz gesetzt wird).
2) Von der **Intensität** des Reizes (d. h. von der Stärke des Reizes).
3) Von der **Anstiegssteilheit** des Reizes (das bedeutet, wie stark die Temperatur verändert wird).
4) Von der **Dauer** der Einwirkung des Reizes (d.h. die Zeitspanne der Einwirkung des Reizes).

Gefäßreaktion ist das deutlichste Zeichen auf eine Reizgebung. Trifft ein Temperaturreiz die Hautoberfläche, so reagieren 1.) die Hautgefäße und 2.) kommt es zu einer nervenbedingten Weiterleitung auf entfernt- oder tiefliegende Gewebsschichten und Organe, an denen dann ebenfalls die entsprechenden Reaktionen auftreten. Bei länger dauernden Reizen bzw. Anwendungen erzeugt Wärme eine Gefäßerweiterung und Kälte eine Verengung. Plötzliche Wärme beantwortet das gesunde Gefäßsystem zunächst mit einer kurzen Zusammenziehung, danach mit einer Erweiterung und damit verbunden vermehrter Durchblutung. Sie wird als **reaktive Hyperämie** (verstärkte Durchblutung) bezeichnet. Diese Erweiterung erstreckt sich auf die Feingefäße oder Kapillaren und kleinsten Arterien und Venen. Ferner kommt es zu einer echten **Kapillarisierung** (Neuerschließung ruhender Kapillargebiete, d.h. von Feinstgefäßen). Der Gefäßtonus, also die Spannung, bleibt trotz der Erweiterung aber erhalten. Kälte löst praktisch die gleiche Reaktion aus wie kurzandauernde Wärme. Zunächst erfolgt eine kurze Gefäßverengung, begleitet von einem Kältegefühl, dann starke Gefäßerweiterung. Dauert diese Kälte jedoch länger an, kommt es wieder zu einer Gefäßverengung und einer Mangeldurchblutung. Die konsensuelle (übereinstimmende) Reaktion beweist, daß die Gefäßreaktion nicht lokal begrenzt bleibt, sondern sich auf den ganzen Körper ausbreitet. Bei einer einseitigen Beinbehandlung reagiert auch die nicht-behandelte Körperseite — wenn auch nicht so stark wie die behandelte — mit! Dies bedeutet, daß es bei einem Pferd mit einer Verletzung an dem einen Vorderbein, die aus verschiedenen Gründen nicht mit Wasser behandelt werden darf, möglich ist, an dem anderen Vorderbein eine Therapie mit Wärme oder Kälte durchzuführen. Man erzielt dadurch dennoch gleichzeitig eine — wenn auch schwächere — Reaktion an dem augenblicklich nicht direkt zu behandelnden, stark erkrankten Bein. Der Heilungsprozeß wird dadurch bereits eingeleitet.

Einige Gesetzmäßigkeiten des Gefäßspieles

a) Bei **Teilanwendungen** reagieren die Gefäße der Körperschale oder auch **Peripherie** und die des **Körperkerns (Kesselgebiete) gleichsinnig**, d.h. primär erfolgt eine Zusammenziehung in der Schale und im Kern, sekundär eine Erweiterung in der Schale und im Kern.

Begründung: Die nicht-behandelte Umgebung in Schale und Kern hat die Möglichkeit der **primären Reaktionsphase**, das abströmende Blut aus dem behandelten Gebiet aufzunehmen und **sekundär** wieder abzugeben.

b) Bei einer **Ganzkörperanwendung** kommt es zu einer **Wechselreaktion** des Gefäßspieles zwischen der Schale, also zwischen außen, und ihrem Kern, dem Körperinneren, die man nach ihrem Entdecker Dr. Hauffe als Hauffesche Regel bezeichnet. Bei warmen oder kalten Ganzkörperanwendungen ziehen sich primär die Gefäße der Schale zusammen. In der gleichen Phase erweitern sich die Gefäße des Körperkerns, um das aus der Peripherie abströmende Blut aufnehmen zu können. Sekundär, also danach, erscheint nun die reaktive Hyperämie (die verstärkte Durchblutung), da sich die Gefäße der Schale weitstellen und das Blut aus den Kerngebieten zurückkehrt. Die Gefäße der Kerngebiete verengen sich automatisch, um den Blutmangel auszugleichen. Dieser Reaktionsablauf beweist ganz klar, daß man sich das gesamte Gefäßsystem nicht als starres Rohrsystem vorstellen darf, sondern, daß die Gefäße schon auf minimale Reize mit einer Verengung bzw. Erweiterung reagieren. Dr. Hauffe definierte diesen Vorgang als gesetzmäßigen Zusammenhang einer Wechselbeziehung der Peripherie, also außen, und den Kesselgebieten, also im Körper selbst.

Als Kern- oder Kesselgebiete bezeichnet Dr. Hauffe verschiedene Organe, die in der Lage sind, verhältnismäßig große Blutmengen zu speichern. Es zählen dazu: das **Herzinnere**, die **Lungen**, die **Leber**, die **großen Gefäße** bis zum Eintritt in die Organe.
Zur Peripherie bzw. Schale zählen: die **Gefäße der Haut** und der **oberflächlichen Muskulatur**, die **Herzkranzgefäße**, (die das Herz versorgen), die **Nierengefäße** sowie die Gefäße der **meisten inneren Organe.**
Dieses sollte als allgemeine Einführung zur Hydrotherapie reichen.

Wenden wir uns nun den einzelnen Therapien zu:

Die einfachste und wirksamste Therapie:

KNEIPP-Güsse

Kneipp-Güsse stellen eine Anwendungsform dar, die besonders **charakteristisch** für das **Wasserheilverfahren** nach **KNEIPP** wurde, wie überhaupt die Bezeichnung "**GUSS**" von Kneipp geprägt wurde.

1. Definition

Unter einem Kneipp-Guss versteht man einen **gebundenen drucklosen** Wasserstrahl, der als "**Wasserplatte**" bzw. "**Wassermantel**" den zu behandelnden Körperteil umspülen soll und nicht spritzen darf.
Benötigtes Gerät ist ein Schlauch von ca. 18 — 20 mm Durchmesser und einer Länge, die einmal um das Pferd reicht.

2. Gießtechnik

Strahlregulierung

Eine ausreichende Wassermenge ist dann vorhanden, wenn der Wasserstrahl bei senkrecht gehaltener Schlauchmündung ca. handbreit austritt und umkippt.

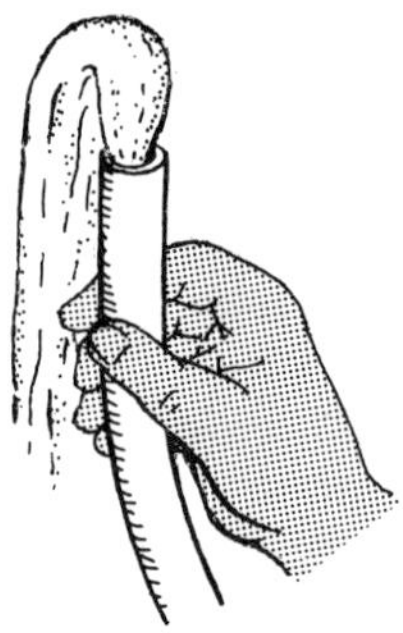

Schlauchhaltung

Die **Schreibhaltung** (Schlauchöffnung nach unten). In dieser Technik wird am Rumpf gearbeitet. Die **Kletterhaltung** (Schlauchöffnung nach oben). In dieser Technik wird an den Beinen gearbeitet.

Die Gießhand ist die Hand, die den Schlauch dicht hinter der Schlauchöffnung hält. Die andere, freie Hand faßt den Schlauch etwa 1/2 m dahinter an, um eine gute Schlauchführung zu gewährleisten.

Der **Schlauch-Körperabstand** soll ca. 10 cm betragen.

Schräghaltung

Bei der Begießung (Schreib- oder Kletterhaltung) wird der Schlauch etwa in einem Winkel von 45° zum Körper gehalten.

3. Wirkungsphysiologie

Die Reaktion der praktisch drucklosen Kneipp-Güsse beruht auf folgenden Faktoren:

a. Der thermische Reiz:

Dieser wird bei gleichtemperiertem Wasser als druckloser Reiz wesentlich intensiver empfunden als ein harter Wasserstrahl, z.B. **Blitzguß.**

Je weiter die Temperatur vom Indifferenzbereich (ca. 32°) der Haut nach oben oder unten entfernt ist, um so stärker ist der thermische Reiz.

b. Die Größe der behandelten Körperpartie:

Je größer die Reizfläche, desto mehr Wärmefühler in der Haut **(Thermorezeptoren)** werden erregt. Dadurch wird die Reaktion intensiver. (Beispiel: Wenn der Zeigefinger der linken Hand und die ganze rechte Hand in gleichtemperiertes Wasser getaucht werden, ist die Temperaturempfindung in der rechten Hand wesentlich intensiver.)

c. Die individuelle Reizempfindlichkeit:

So wie der Mensch verschieden reizempfindlich ist, so ist es auch das Pferd.

Es kann eine **tonisierende** (aufbauende) und **trainierende** Wirkung erzielt werden auf:

a. **Das Herz- und Kreislaufsystem,**
b. **den Wärmehaushalt,**
c. **die Atmung.**
d. **Der Muskelstoffwechsel wird gesteigert,** dieses entspricht einer vermehrten Wärmebildung.
e. **Das Zentralnervensystem wird in Form einer psychischen Leistungssteigerung beeinflußt;** allgemein erfrischende und anregende Wirkung.
f. **Das vegetative Nervensystem** (unbewußt, automatisch funktionierend) wird angeregt.
g. **Bestehende Schmerzen** (z.B. entzündliche Prozesse, Muskelschmerzen) werden gedämpft = **analgetische Wirkung.**

4. Die Temperierung der Güsse erfolgt:

a. brunnenkalt (8 — 15°C)
b. heiß (40 — 44°C)
c. heiß-kalt, d. h. als Wechselguß.

Wechselgüsse werden dann angewendet, wenn eine **Gefäßnerven-Schwäche (Insuffizienz)** vorliegt. Die Heißbegießung soll dabei etwas länger dauern; die Gießfolge ist:

Heiß — kalt — heiß — kalt

Merkregel:

Ein kurzer, aber thermisch kräftiger Reiz ergibt eine intensive Reaktion; d. h. je kälter das Wasser, desto größer der thermische Reiz.

Negative Empfindungen:

Frieren, Kältezittern, verstärktes Herzklopfen, **Guß abbrechen,** Pferd abreiben und abdecken.

5. Dauer der Begießung:

Genaue Angaben bezüglich der Gießzeiten bei den verschiedenen Güssen sind nicht möglich, da das individuelle Reaktionsvermögen der Pferde sehr unterschiedlich sein kann. Ein Guß sollte zügig und gleichmäßig 2 — 3 mal hintereinander auf den vorgegebenen Linien durchgeführt werden.

Bei zu langandauernder Begießung kommt es zu unerwünschten Zirkulationsstörungen und einer erschwerten Wiedererwärmung.

6. Nach der Begießung:

Die Tropfnässe wird nur mit der flachen Hand abgestreift. Die begossenen Körperpartien sollen nicht abgerieben werden, da die Haut durch das Reiben einen Wärmeeffekt erfährt. Dadurch wäre der Reiz des kalten Gusses hinfällig.

Flottes Bewegen bis zum Eintritt der Wiedererwärmung ist **angezeigt.**

7. Kunstfehler:

a. Güsse auf fröstelnde Körperteile (beim Menschen kalte Füße)
b. Güsse bei nüchternem Magen (Pferde ca. 1/2 Std. vorher etwas fressen lassen)
c. Güsse bei vollem Magen (keine Güsse direkt nach größeren Mahlzeiten)
d. Güsse in kalten, zugigen Räumen
e. Güsse bei körperlicher Übermüdung
f. Güsse bei erhöhter Pulszahl (z.B. nach Laufen, Fieber, schwerer körperlicher Arbeit)

Allgemeine Meßpunkte:

Gesichtsarterie: am Unterkiefer dicht vor der Ganasche

An der Vorhand: die Hauptmittelfußarterie, dicht vor dem Griffelbein (innen)
An der Hinterhand: ebenfalls dicht vor dem Griffelbein (außen) zuletzt
Am Huf: die Zehenarterie seitlich am Fesselkopf
Normaler Puls: zwischen 32 — 45 mal pro Minute.

Wichtig: Nie kalte Güsse auf kaltes Gewebe!

8. Technik der einzelnen Begießungen

Die Begießungen erfolgen nach dargestelltem Schema!

Erklärung der Abbildung 1:
An der rechten Vorderhand.
Man beginnt am Huf, führt den Strahl weiter an der Innenseite nach oben, umkreist das Vorderfußwurzelgelenk von vorn einmal und führt den Wasserschlauch mit Öffnung nach oben an der Außen- — Hinterseite — wieder Richtung Huf.
Danach folgt der 2. Durchlauf am Huf beginnend bis hoch zur Hautfalte zwischen Bein und Rumpf. Von dort wird der Wasserstrahl über die Vorderseite nach außen — hinten Richtung Huf geführt. Diese Behandlung wird ebenfalls wiederholt.

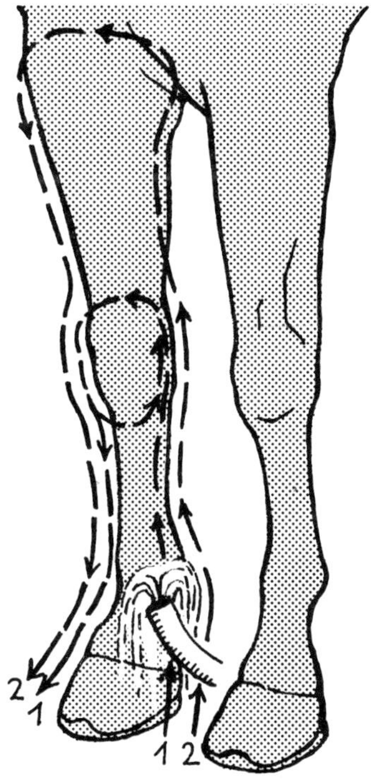

Diagnose: Stauungen der Vorderhand, Stoffwechselstörungen der Vorderhand, Entzündungen in Gelenken der Vorderhand, Durchblutungsförderung bei beginnenden Überbelastungen der Gelenke, Sehnen (Sehnenreizungen) und Muskeln. Kreislauftraining, Konditionstraining, Vertiefung des Atemvolumens.

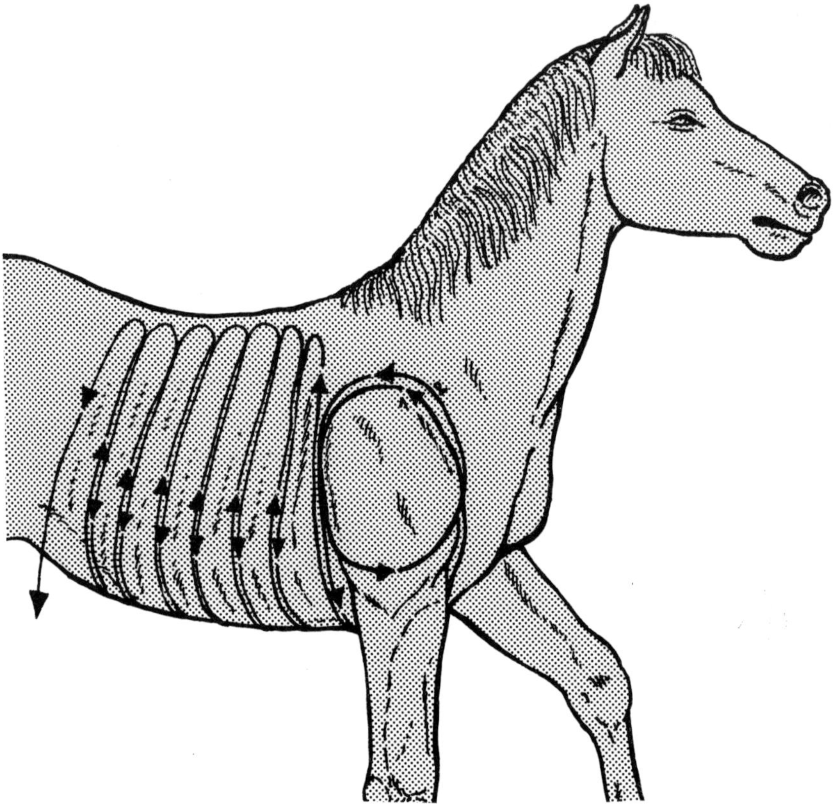

Erklärung der Abbildung 2:
Beginn Innenseite des Hufes, hoch bis Falte Bein-Rumpf, von dort nach außen oben, Umkreisen des Schulterblattes einmal, Führen des Wasserstrahles hinter dem Schulterblatt am Rumpf nach unten bis Brustkorb-Mitte. Danach wird der Schlauch auf demselben Weg bis hoch zur Wirbelsäule geführt. Von dort geht es zwischen den nächsten Rippen nach unten bis Brustkorb-Mitte und wieder denselben Weg zurück bis zur Wirbelsäule. Hier wiederholt sich alles bis Rippenende (Brustkorbende). Am Schluß wird der Wasserstrahl einfach vom Rumpf weggeleitet. Jetzt wird die zweite Begießung wiederholt.

Diagnose: wie bei Abbildung 1. Jedoch ist hier eine wesentlich größere Wirkung auf den Kreislauf zu verzeichnen. Ferner findet diese Begießungsart Anwendung bei Bronchitis, Husten, Lungenemphysem.
Achtung: Bei starker Herzschwäche des Pferdes empfiehlt sich, erst die Begießungen wie unter 1 beschrieben durchzuführen, bis eine Stabilität vorhanden ist.

Erklärung der Abbildung 3:
Beginn wieder am rechten Huf, wir führen den Wasserstrahl an der hinteren Innenseite des Hintermittelfußbeines bis zum Sprunggelenk und umkreisen dieses von vorn einmal. Danach wird der Schlauch mit nach oben gerichteter Öffnung an der hinteren Außenseite nach unten geführt. Das Ganze wird ein zweites Mal wiederholt.

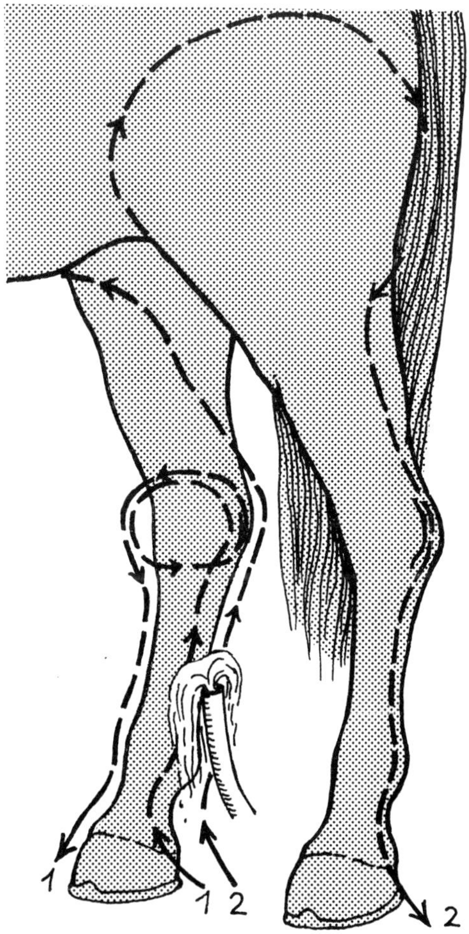

Der erweiterte Weg führt an der hinteren Innenseite zwischen Sprunggelenk und Fersenhöcker diagonal nach oben bis zur Falte von Oberschenkel und Rumpf, von dort nach außen, um das Hüftgelenk herum nach hinten, entlang der zu tastenden Furche der Hüftgelenkstrecker nach rechts unten in Richtung hintere Außenseite des Oberschenkels bis zum Sprunggelenk. Hier führt der Weg zwischen Sprunggelenk und Fersenhöcker hindurch, um danach an der hinteren Außenseite nach unten über den Huf auszulaufen.
Auch diese Begießung muß einmal wiederholt werden.

Diagnose: Stauungen der Hinterhand, Stoffwechselstörungen der Hinterhand, Entzündungen in Gelenken der Hinterhand, Durchblutungsförderung bei Überbelastung der Gelenke, Sehnen (Sehnenreizung) und Muskeln.
Bei Lahmheit durch die Reizung des Ischias-Nerves (Nervus ischiadicus) ist die **Kaltanwendung nicht empfehlenswert.** Hierbei eignet sich die Akupunktur hervorragend. (siehe Kapitel **Akupunktur**)

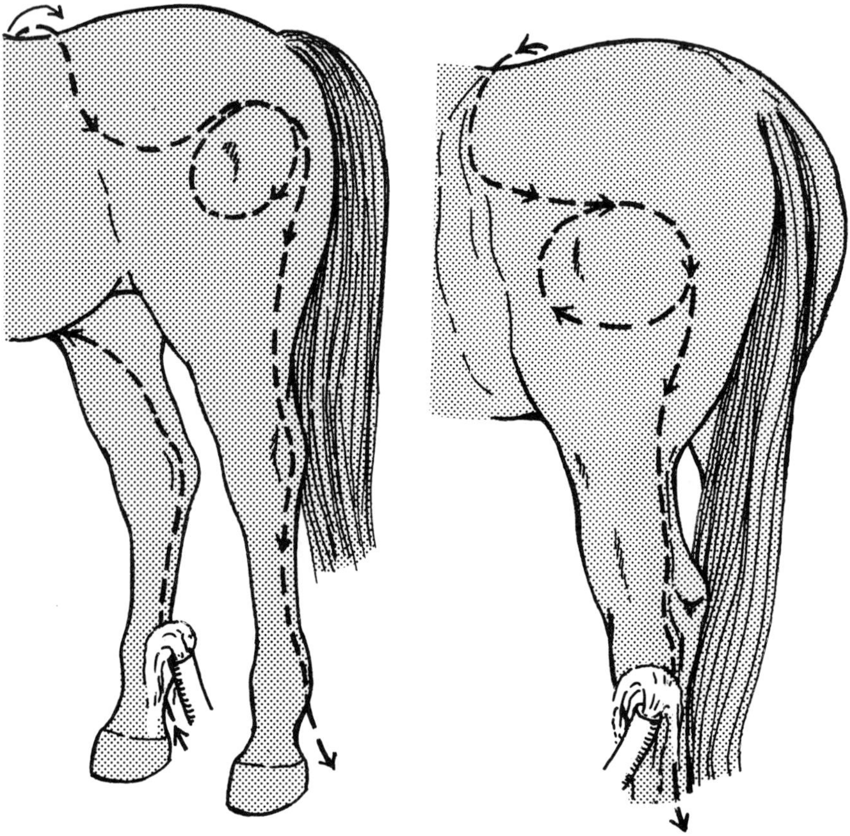

Erklärung der Abbildung 4 a + b:
Hier handelt es sich wieder um eine **Erweiterung** des Kneipp'schen Gusses oder den **3. Aufbau** an der Hinterhand. Begonnen wird am Huf! Mit gleichmäßigem, langsamen Zug wird der Wasserstrahl an der hinteren Innenseite zwischen Sprunggelenk und Fersenhöcker über den Oberschenkel diagonal zum vorderen Rand der Oberschenkel — Rumpf — Falte geführt. Von dort am Rumpf senkrecht nach oben, über die Lendenwirbelsäule zur anderen Seite abwärts.
In Höhe des Hüftgelenkes wechselt die Richtung nach hinten. Wir führen den Schlauch von oben kommend 1 mal um das Hüftgelenk herum, um dann an der Hinterseite des Oberschenkels den Strahl nach unten zwischen Sprunggelenk und Fersenhöcker hindurch Richtung Huf weggleiten zu lassen. Auch hier wird einmal wiederholt.
Diagnose: Wie bei Abbildung 3, jedoch in Erweiterung: Nierenschwäche (Niereninsuffizienz), Nierensteine.

Vorsicht: Nicht anwenden bei Nierenkolik oder Verdacht auf Nierenkolik. Sie würde sich verschlimmern. Hierbei hilft Homöopathie hervorragend! Siehe unter entsprechendem Krankheitsbild!
Alle Entzündungsformen der **Geschlechtsorgane** lassen sich **positiv** beeinflussen: **Eierstockentzündung (Ovaritis)** oder auch **Eierstockleistungsschwäche (Ovarialinsuffizienz).** Hierbei sollte man jedoch, falls eine mangelnde Fruchtbarkeit vorliegt, eine genauere Diagnose kennen. Häufig läßt sich dann mit Zelltherapie erfolgreich arbeiten. Ich habe dieses jedenfalls schon mehrfach mit Erfolg durchführen können. Die meisten Erkrankungen sind nicht isoliert zu sehen, und somit ist auch in der Therapierung umsichtig zu überlegen, was alles getan werden kann, denn häufig muß man verschiedene Therapiearten zusammen anwenden, ohne daß sie sich gegenseitig stören.

Erklärung der Abbildung 5:
Beginn wie bei Abbildung 4. Am vorderen Ansatzrand von Oberschenkel und Rumpf wird der Strahl jedoch am unteren, äußeren Bauchrand nach vorn bis zum Ende des Rippenbogens geführt, um dann über die Rumpfmitte zur anderen Seite und zurück über Oberschenkelaußenseite nach unten zu gelangen. Das ganze wird ebenfalls einmal wiederholt. (Siehe Abb. 1)
Bei Abbildung 5 wurde die Gußlinie bewußt länger gezeichnet, um ein besseres Bild der Linie zu erhalten. Die Schlauchführung reicht nur zum Rippenbogen.

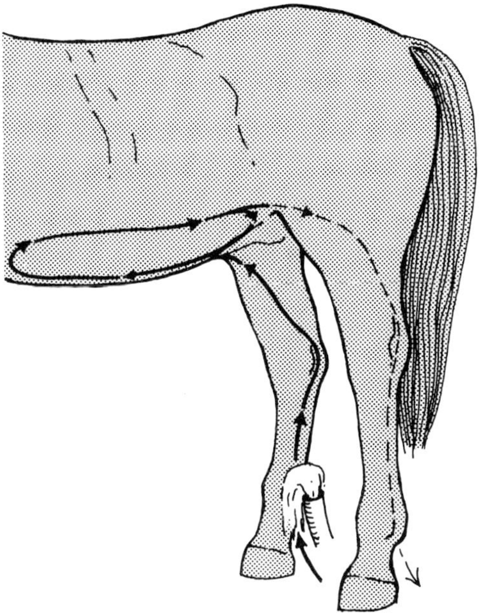

Diagnose: Verdauungsstörungen, Koliken, jedoch **nicht** im **akuten** Kolikanfall.

Anmerkungen:
All diese angeführten Güsse sind Möglichkeiten, um das **Wohlbefinden** eines Pferdes zu verbessern und auch, um zu heilen. Jedoch weise ich darauf hin, daß alle Naturheilmethoden über einen längeren Zeitraum durchgeführt werden müssen, da wir hier nicht ein Krankheitsbild über Blockaden mit Nebenwirkungen beseitigen, sondern heilen wollen.

Dies bedeutet, die **Selbstheilungskräfte** des biologischen Individuums (hier das Pferd) zu **mobilisieren.** All diese Gußarten wurden von mir mit Veränderungen vom Menschen auf das Pferd übertragen und mit Erfolg angewendet. Das Wichtigste dabei ist, daß sie von jedermann durchgeführt werden können. Alle Güsse sollten **rechts** wie auch **links** erfolgen.

Wickeltherapie

Unter Wickel oder Umschlag versteht man die **zirkuläre Einhüllung** eines Körperteiles in **ein nasses und ein bis zwei trockene Tücher.**

Größenordnung

Wird **mehr als die Hälfte eines Körperteiles** eingewickelt, spricht man von einer **Packung** (auch die Bezeichnung **Ganzwickel** ist besonders nach Kneipp gebräuchlich).
Gemessen an der Häufigkeit der Anwendungen sind Wickel und Packungen die wichtigsten, unspezifischen Anwendungsformen in der **Hydrotherapie**. In der Wirkung gleichen sich Wickel und Packungen. Die Reizgebung und -beantwortung ist bei Packungen jedoch intensiver.

Wird das Innentuch sehr naß gehalten, kommt es aufgrund der entstehenden Verdunstungskälte zu einem verstärkten Wärmeentzug. Dieser Verdunstungseffekt kann noch gesteigert werden, wenn man das Innentuch mit alkoholgemischtem Wasser anfeuchtet. Sobald das Innentuch die Wärme des Körpers angenommen hat, ist der Zweck des Wickels erfüllt. Er kann nun abgenommen oder erneuert werden.
Wichtig: Bei **wärmeentziehendem** Wickel:

1. Innentuch stark naß
2. Anliegedauer kurz (bis zur Erwärmung)
3. Nach der Erwärmung evtl. Wickelerneuerung

Wärmestauende und **schweißerzeugende** Wickel kommen beim Pferd so gut wie **nicht** in Frage.

Wickeltücher

Wenn man nur mit Wasser oder Wasser-Alkoholgemisch arbeitet, benutzt man drei Tücher:

1. **ein grobmaschiges Leinentuch**, das als nasses Tuch direkt auf der Haut, bzw. auf dem Fell liegt.
2. ein **dünnes, luftdurchlässiges Leinen- oder Nesseltuch** als Trockenzwischentuch. Es muß so groß sein, daß auch das äußere dickere Tuch — evtl. Frottee — um ca. 2-3 cm überragt wird.
3. **ein dickes Tuch** — als Außenumhüllung.

Das nasse Tuch darf unter **keinen Umständen** die Außenumhüllung überragen, da sich sonst aufgrund der verstärkten Verdunstungskühle eine Kältezone bildet, die die gesamte Wirkungsreaktion in Frage stellt. Das trockene Zwischentuch hat die Aufgabe, den Abdunstungsprozeß langsam und gleichmäßig zu gestalten. Bei Wickeln und Packungen mit Zusätzen wie z. B. Heilerde reichen **zwei** Tücher, da hierbei ein anderer Zweck erfüllt werden soll.

Zusätze

Heilerde: bei Stoffwechselstörungen. Hautausschlägen, Ödemen (Schwellungen), Sehnen- und Knochenhautreizungen, beginnenden Arthrosen.

Moor: bei beginnenden Arthrosen, Ergüssen, Schleimbeutelentzündungen, Sehnenreizungen, Knochenhautreizungen, Ekzemen, Furunkeln, Geschwüren, Venenentzündungen (hierbei sind Blutegel besser).

Lehmpackungen: Die Anwendung erfolgt meistens kalt. Lehmpulver wird mit Wasser oder Kräuterabsuden breiig verrührt und fingerdick aufgetragen.

Indikationen: Bei entzündlichen Prozessen (Abszesse, Phlegmonen, Furunkel), Insektenstich, Venenentzündung, juckenden Hautausschlägen, Ulcus cruris (Geschwüren).
Zusätze wie: **Ledum, Arnika, Symphytum, verdünntes Apfelobstessigwasser usw.** sind gängig. Therapierungen siehe unter entsprechenden Krankheitsbildern.

Brassica nigra (schwarzer Senf):

Herkunft: ca. 1 m hohe Pflanze, wächst in allen Erdteilen. Verwendet werden die ca. 1 mm großen Samenkörner, gemahlen als Senfmehl. Das Senfmehl wird zu einem Brei angerührt. **Je wärmer desto größer ist der Reiz.**

Indikationen:	sehr kräftige Durchblutung, (starke Hautreizung) bei allen Gelenkprozessen, Sehnenreizungen. Senfpflaster oder Senfpackung darf nicht großflächig angewendet werden, sondern z. B. nur ein Gelenk einpacken.
Anlegedauer:	**5 bis max. 10 Minuten. Vorsicht: aufgrund der großen Reizung Gefahr von Brandblasenbildung.**
Gegenindikationen:	Hautentzündungen, alle offenen Hautstellen!

Chamomilla (Kamille)

Herkunft:	Europa, Nordamerika, Australien und aus Kulturen in Argentinien sowie Ägypten.
Indikationen:	**Akute, nässende** Ekzeme, eitrige, insbesondere Höhlenwunden, Fisteln, Ulcus-cruris, Augenentzündungen (Waschungen).
Wirkungsweise:	entzündungs-, fäulniswidrig, desodorierend, heilend.

Anlegen des Wickels

Normalerweise werden aufgrund der **besseren Reaktion alle Wickel kalt angewendet**. Es ist die Frage, was man bezwecken will.

Reaktionsphasen

Nach dem Anlegen eines Wickels, bzw. einer Packung können folgende Reaktionen unterschieden werden:

a. primär: naß unterkühlt
b. sekundär: feuchtwarm
c. tertiär: trockenheiß

Durch Variierung der Faktoren a) Nässe des Innentuches
b) Anliegedauer

können folgende Reaktionen ausgelöst werden:

1. **Wärmeentziehung**
2. **Wärmestauung**
3. **Schweißerzeugung**

Zu 1) Das Innentuch wird nach der Anfeuchtung mit **brunnenkaltem** Wasser nur **leicht ausgedrückt.**

Begründung

Ein fiebernder Körper oder auch entzündete Gelenke haben die Möglichkeit, viel Wärme nach außen an den kalten Wickel abzugeben.

Wie macht man einen warmen Heilerdeumschlag?

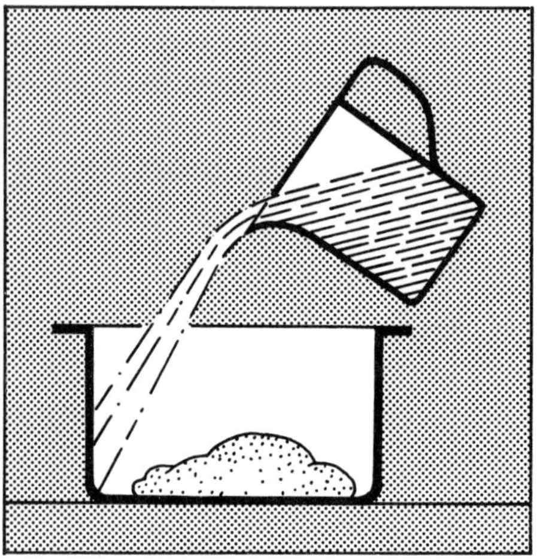

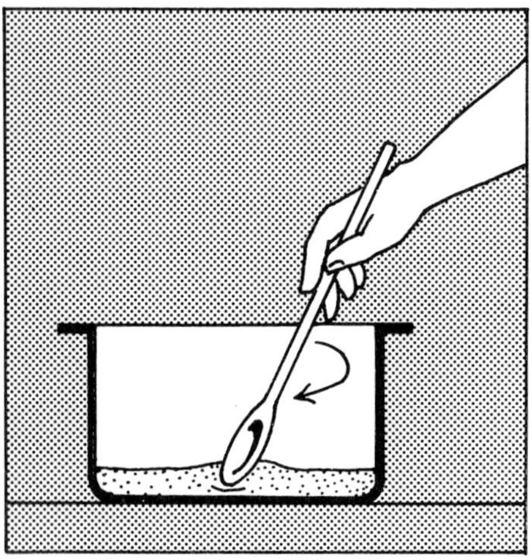

Bild 1 und Bild 2

Man nimmt einen Topf, gibt die gewünschte Menge Heilerde hinein, etwas Wasser hinzu und rührt das Ganze zu einem Brei.

Bild 3

Der Topf mit Inhalt wird auf eine Flamme oder Heizplatte gestellt.

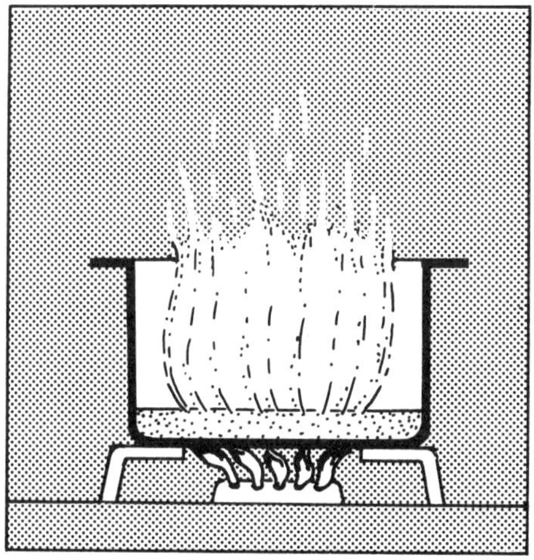

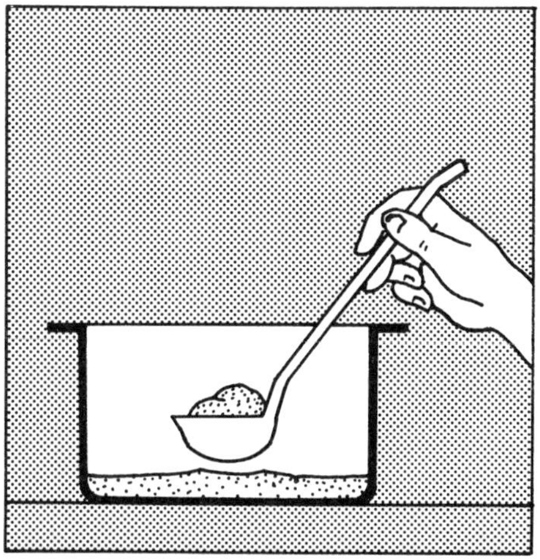

Bild 4 und Bild 5

Nach mehrmaligem Umrühren gibt man den heißen eingedickten Brei auf einen Leinenlappen.

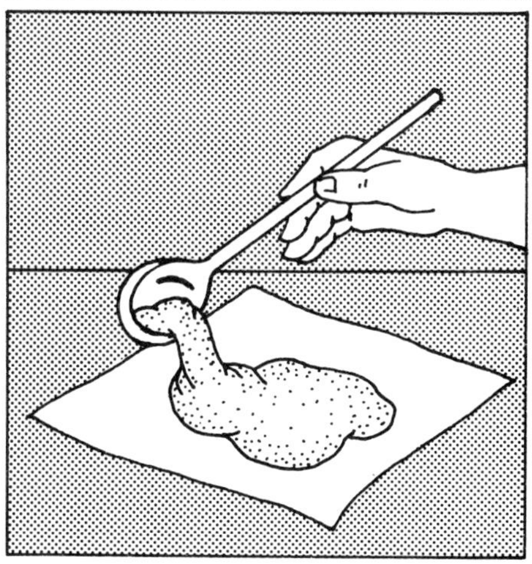

Bild 6

Sobald die heiße Heilerde bis auf Hauttemperatur abgekühlt ist, legt man den Umschlag an der betroffenen Körperpartie an.

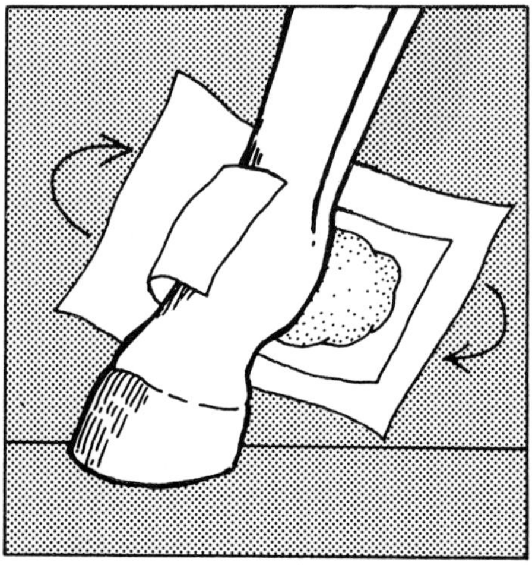

Merke:
Die **richtige Körpertemperatur** wird mit der **Innenseite des Unterarmes** festgestellt. Hier ist die Haut am wärmeempfindlichsten. **Dieser Wärmeverträglichkeitstest ist, um Verbrennungen zu vermeiden, unbedingt notwendig!**

Homöopathie

Der Begründer der Homöopathie ist der am 10. April 1755 in Meißen geborene und am 2. Juli 1843 in Paris gestorbene Chemiker und Arzt Dr. **Samuel Hahnemann.** Da Dr. Hahnemann mit der damaligen Medizin nicht zufrieden war, gab er mehr oder weniger seinen Beruf auf, um sich lieber seinen Lebensunterhalt mit der Übersetzung fremdsprachlicher Werke über Chemie zu verdienen. Wie so oft bei großen Entdeckungen spielte auch bei ihm der Zufall eine Rolle. Eines Tages übersetzte er eine Arzneimittellehre des englischen Arztes Dr. Cullen, der die Pharmakologie von vielen Irrtümern befreite. Dr. Hahnemann nahm Anstoß an der Wirkung von **China** bei Wechselfieber. (Zum Verständnis: **China** ist ein Baum, der China-Baum (Cinchona succirubra oder Rubiacea). Dieser Baum ist beheimatet in den Schluchten der Anden im nördlichen Südamerika. Außerdem wird er in Java und Indien angepflanzt. Die Rinde des China-Baumes findet medizinisch Verwendung. Die Pflanze stammt aus dem Arzneimittelschatz der südamerikanischen Indianer und wurde u. a.gegen Blasen- und Unterleibsbeschwerden benutzt.

China wirkt besonders auf das Blut-, Gefäß- und Nervensystem sowie auf die Verdauungsorgane. Milz und Leber sind dabei die Hauptangriffspunkte. Wie bereits erwähnt, nahm Dr. Hahnemann Anstoß an der Wirkung von besagtem Mittel bei Wechselfieber. (Malaria: hierbei wechselt das Fieber von hoch nach tief, also ein phasischer Wechsel oder intermittierend). Hahnemann probierte China an sich selbst aus und statuierte somit das Exempel mit dem Ergebnis, daß sich bei ihm ähnliche Symptome wie die des Wechselfiebers zeigten.

Er war darüber so überrascht, daß er weitere Versuche mit anderen Arzneien in starken Gaben am eigenen Körper vornahm. Mit diesen Versuchen schaffte Hahnemann die Grundlage einer neuen, bis dahin nicht gekannten Arzneimittellehre unter praktischer Erfahrung der am gesunden Körper auftretenden **Ähnlichkeitssymptome**. Es entstand das Bild des **Ähnlichkeitsprinzipes**. Aber er fand außerdem noch heraus, daß eine Arznei bei entsprechend hoher Verdünnung bei Kranken mit ähnlichen Symptomen oder Störungen diese mildern oder heilen bzw. beseitigen konnte.

Aufgrund dieser Feststellung folgerte er den Grundsatz:

Similia similibus curantur, d. h. **Ähnliches wird durch Ähnliches geheilt.**

Dieser Grundsatz ist **nicht veränderbar** und steht so fest wie die Lehre der Mathematik. Hahnemanns homöopathischen Grundsatz versuchte man oft zu widerlegen. Vergebens! Die Lehre der Homöopathie ist über jeden Zweifel erhaben. Es ist kaum zu verstehen, warum Hahnemanns Homöopathie-Lehre so oft bekämpft wurde und noch wird. **Die Homöopathie hat keinen Placebo-(Schein) Effekt.** Es ist also nicht richtig, daß man an die Homöopathie glauben muß, damit sie hilft, aber man muß Vertrauen zum Behandler haben und wissen, daß dieser richtig medikamentiert und sein Handwerk versteht.
Die heutige Gesetzgebung verlangt einen wissenschaftlichen Wirkungsnachweis bei Medikamenten. Dies bedeutet, daß man ein Mittel, das durch Einnahme über den Mund oder als Injektion in den Körper gelangt, im Organismus wissenschaftlich verfolgen und somit seine Wirkung auf den Körper nachvollzogen werden kann.
Wie aber soll man z. B. einen Tropfen Blut bei der Eigenbluttherapie nach heutigen wissenschaftlichen Untersuchungsmethoden im Körper aufspüren, obwohl dieser Tropfen eigenen Blutes einen Reiz auf das Immunsystem des Körpers ausübt?
Tatsache ist, daß in unserer heutigen Zeit überall versucht wird, Umweltgifte zu reduzieren, da man endlich erkannt hat, daß diese für das Leben im allgemeinen schädlich sind. Tatsache ist jedoch weiter, daß Gifte in Lebensmitteln und wissenschaftlich nachweisbar in allen **nichthomöopathischen** Medikamenten auch in Minimaldosen erlaubt sind und bleiben. In der Summierung all dieser Toxine oder Gifte, die wir über Lebensmittel und Chemie-Tabletteneinnahme zu uns nehmen, wird unser Organismus mehr und mehr belastet. In unserem — und natürlich auch im Tierkörper — arbeiten viele Systeme ineinander. Diese werden durch die Schadstoffe teilweise oder sogar ganz blockiert. Die Leber als Hauptentgiftungsorgan wird mehr und mehr überbelastet und kann ihrer vollen Entgiftungsleistung (auch bei den Toxinen, die im Körper entstehen) auf Dauer nicht mehr nachkommen. So kommt es zu Stoffwechselentgleisungen, Allergien usw.
Selbstverständlich verstehe ich, daß dann im Notfall ein schweres Geschütz — z. B. Cortison bei Status Asthmaticus — aufgefahren werden muß, da eine lebensbedrohende Situation eingetreten ist. Andererseits muß festgestellt werden, ob es in die große Rechnung paßt oder nicht, daß **allopathische Medikamente** als "Kanonen gegen Spatzen" oder über Dauer eingenommen, mit ihren ganzen Nebenwirkungen den Körper erst krank machen. Anders formuliert: Hier werden praktisch Dauerpatienten "herangezüchtet".
Die in der **Homöopathie** benutzten Arzneimittel entstammen **dem Tierreich**, z. B. Schlangengifte, Spinnengift usw., dem **Pflanzenreich**, wie der bereits erwähnte China-Baum und **dem Mineralbereich**, z. B. Silicea

(Kieselsäure). Aber auch Produkte wie Penicillin oder Hepatitisviren werden potenziert, um entsprechend eingesetzt zu werden. Die Arzneimittel in der Homöopathie werden **so stark verdünnt**, daß sie **keine schädigende Nebenwirkung** mehr haben. Diese Arzneimittelverdünnungen werden nach dem sogenannten **Potenzierungsverfahren** hergestellt. Man benutzt hierbei das **Dezimalsystem**. Das bedeutet, **ein Teil des Urstoffes** einer Substanz wird mit **neun Teilen Alkohol** oder auch **Traubenzucker** vermischt. Das so entstandene Produkt ergibt die sogenannte erste Dezimale = D 1. Nimmt man von dieser D 1 wieder einen Teil und mischt ihn intensiv mit neun Teilen Zucker oder Alkohol, so erreicht man die zweite Dezimale = D 2 usw. Die D 1 enthält also 1 Zehntel, D 2 enthält 1 Hundertstel, D 3 enthält ein Tausendstel, D 4 enthält 1 Zehntausendstel, D 5 enthält 1 Hunderttausendstel, D 6 enthält 1 Millionstel Anteil der Ursubstanz eines potenzierten Stoffes usw. Diese **Potenzierungen** oder auch **Verschüttelungen** lassen sich natürlich auf dem **direkten Weg** herstellen.
Je **höher** die Potenzierung, desto **höher** erscheint die Energetik zu werden, da man immer **weniger Tropfen** braucht, um große, heilende (= Freisein oder -werden von Giften) Kräfte im Körper zu mobilisieren. Anfänglich evtl. auftretende Verschlimmerungen bedeuten nur, daß zwar die Wahl des Mittels richtig ist, aber die Dosierung bei gegebener Potenzierung zu hoch verabreicht wurde.
Allen Zweiflern an der Homöopathie möchte ich folgenden Versuch vorschlagen: Bei einem **beginnenden** grippalen Infekt mit **beginnendem** Fieber nehmen Sie 8 — 10 Tropfen **Aconitum D 4 (blauer Sturmhut)** auf **ein Glas Wasser** und trinken alle **10 Minuten einen Schluck**. Nach einigen Stunden tritt warmer Schweiß aus, das Fieber sinkt, die Besserung tritt ein. Dasselbe erreichen Sie bei 1 Tropfen Aconitum LM 12 auf 1 Glas Wasser zwei bis drei Mal am Tage einen Schluck. Der Effekt ist derselbe.
Haben Sie jedoch mit dem Beginn Ihrer homöopathischen Therapie zu lange gewartet, und sind nun noch zusätzlich Gliederschmerzen eingetreten, verabreichen Sie ganz einfach noch **Eupatorium perfoliatum (Wasserhanf)** dazu. Die Einnahme erfolgt ebenso wie bei vorher erwähntem Aconitum. Oder man läßt die homöopathischen Tropfen eine zeitlang im Mund, da die Wirkung des Mittels über die Mundschleimhäute direkt ins Blut übertragen wird. Als Wirkung wird zu spüren sein, daß die Gliederschmerzen nachlassen und aufhören. Auch **Ferrum phosphoricum (Eisenoxydphosphat)** in der Hochpotenz ab etwa D 30 ist solch ein hervorragendes Fiebermittel. Ein anderes Beispiel als eine gute, sichere Hilfe bei kolikartigen Krämpfen in allen Hohlorganen des Bauches beim Pferd ist die Eingabe von **Colocynthis** oder **Koloquinte** genannt.

Meine tägliche Praxiserfahrung läßt mir leider keine andere Wahl, als auf die groben Mißstände in der medizinischen Therapie bei Mensch und Tier hinzuweisen. Man kann den Körper nicht dividieren, um dann an Einzelteilen zu therapieren. Auf diese Weise nämlich werden nur die **Symptome verdeckt** oder **vorübergehend** beseitigt, jedoch nicht geheilt. Die **Einheit** Körper auch in ihrem **energetischen Gesamtverhalten** zu heilen und das **Beseitigen der Ursachen** ist von allergrößter Bedeutung.
Die Homöopathie ist eine Möglichkeit, mit der man **heilen** kann. Bei obigen Ausführungen sind nicht berücksichtigt **exogene** (also von außen wirkende) Ursachen, so z. B. kreuzende Wasseradern usw. Dieses sind zusätzliche Störfelder, die beseitigt werden müssen.

Wie kann man einem Pferd homöopathische Tropfen verabreichen, ohne das Mittel mit anderen Stoffen zu verunreinigen?

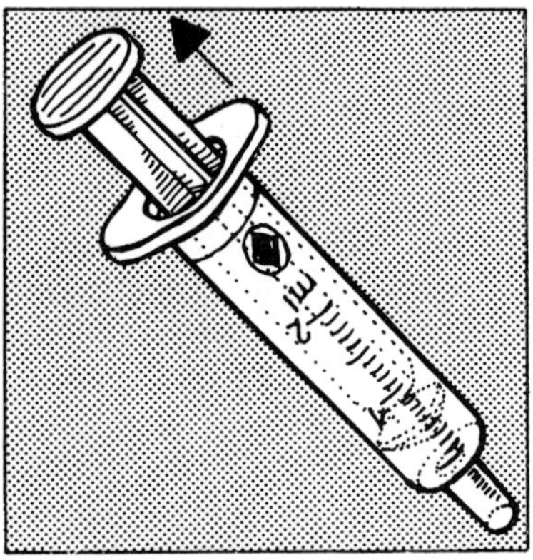

Bild 1

Man nehme eine 2 ml Injektionsspritze, ziehe den Stöpsel ganz aus der Spritze.

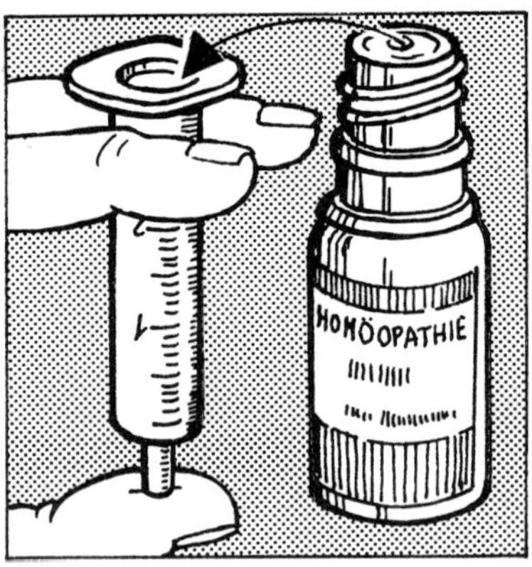

Bild 2

Die Öffnung der Spritze zeigt nach unten auf den Daumen — gehalten wird die Spritze zwischen Zeigefinger und Mittelfinger, so daß die Schrift gelesen werden kann. Beim Einfüllen der Tropfen muß die Menge ablesbar sein.

Bild 3

Das Einfüllen der homöopathischen Tropfen.

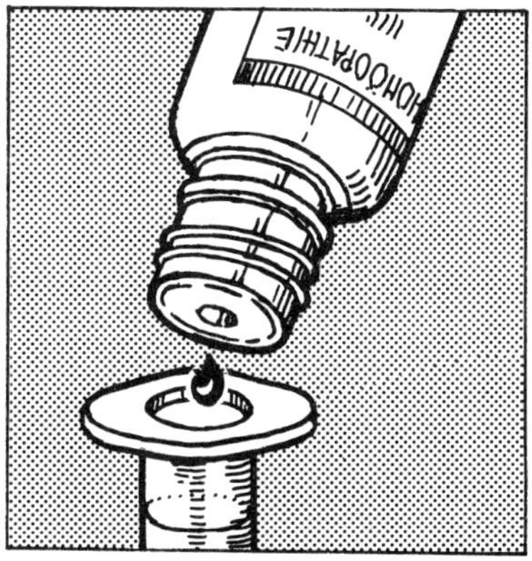

Bild 4

Der Stöpsel wird, nachdem die Tropfen eingefüllt wurden, wieder in die Spritze eingeführt und zwar so weit, bis ein leichter Widerstand entsteht (der Widerstand resultiert aus der Flüssigkeit und der zusammengedrückten Luft).
Danach dreht man die Spritze um 180 Grad (also Spritzenöffnung nach oben), zieht den Kolben etwas zurück und nimmt danach den Daumen weg.
Den homöopathischen Inhalt kann man nun an der Seite **zwischen den Lippen ins Maul spritzen.**

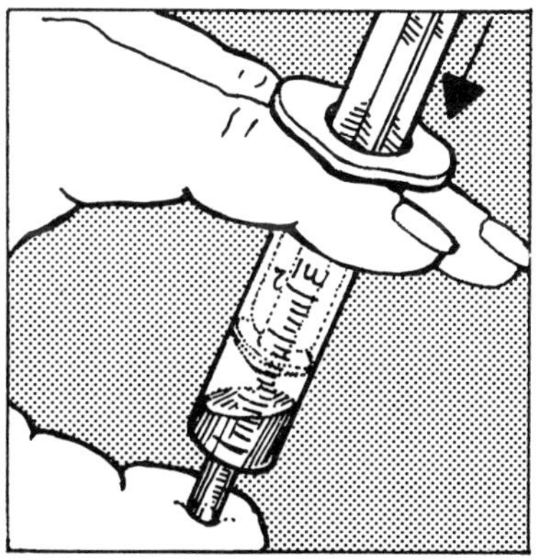

Anmerkung:
Anfänglich wird Ihr Pferd die Tropfen nicht mögen, da diese in der Regel alkoholisiert sind. Nach einiger Zeit macht es dem Pferd nichts mehr aus. Viele Pferde warten buchstäblich ungeduldig darauf, ihre Tropfen zu erhalten.

Maßeinheit:
Etwa 10 Tropfen ergeben 0,5 ml = 1/2 ccm = 5 Einheitsstriche auf der Spritze angezeigt.

Baunscheidt'sches Reizverfahren

Das Baunscheidt'sche Hautreizverfahren wurde im Jahre 1848 von Karl Baunscheidt erfunden.
Mit einem Stichelgerät (siehe Zeichnung und Abbildung) wird an bestimmten, vorher festgelegten Körperteilen ein **mechanischer Reiz** auf die Haut gesetzt. Anschließend wird die so gereizte Stelle mit einem **Reizöl (Baunscheidt-Öl)** oder einer Reizsalbe eingerieben, dadurch entsteht ein sehr intensiver, derber Reiz: es kommt beim Menschen zur Rötung, Bildung von Bläschen, die mit eitrigem Sekret gefüllt sind und Öffnung der Bläschen nach außen. **Dauer dieses Reizvorganges: 3 — 4 Tage**. Danach heilen die Bläschen unter Bildung von Schorf ab. Der ganze Reiz- und Abheilungsprozeß dauert ca. eine gute Woche. Nach Abheilung kann man das gleiche Verfahren an den gleichen Stellen wiederholen.
Beim Pferd sieht das etwas anders aus. Die Haut des Pferdes ist dunkel, so daß eine Rötung nicht zu erkennen ist. Man kann also einen Hautbezirk nicht so lange sticheln, bis eine Rötung erscheint. Wenn man genau hinsieht, läßt sich mit geübtem Blick höchstens ein Schimmer einer Rötung erkennen. Es ist also besser, man merkt sich die Stellen der Stichelung, macht diese nicht zu groß und reibt sie dünn mit Reizöl ein. Danach wende man sich dem nächsten Hautbezirk zu.
Vorsicht! Nicht zu viele Hautbezirke gleichzeitig reizen! An den bearbeiteten Stellen geht das Fell vorübergehend ab (siehe Abbildung). Auch hier beim Pferd entsteht die gleiche Reaktion, wie sie zuvor beim Menschen erklärt wurde:
Bläschenbildung = Ableitung von im Körper befindlichen Giftstoffen über das große Organ Haut nach außen. Das sich in den Bläschen befindende Sekret sieht milchig trüb aus. Aber es ist nicht nur die Ableitung von Giftstoffen über die Haut nach außen, sondern auch ein Heilungsreiz über organspezifische Hautbezirke. Es ist mir leider nicht möglich wegen der begrenzten Buchseiten, näher auf Erklärungen in der physiologischen Reaktion des Baunscheidt'schen Reiz-und Heilverfahrens einzugehen. Die Darstellung der einzelnen Heilverfahren kann nur ein bescheidener Überblick an therapeutischen Möglichkeiten sein.

Indikation:

Entzündungen und **Reizungen** an **Sehnen, Bändern, Knochen** und **Gelenken. Ableitung** der Entzündungsstoffe über die Haut nach **außen**, also Entlastung des Körpers von **Toxinen** (Giftstoffen), **Wirbelsäulenbeschwerden, Ischialgien, chronischer Bronchitis.**

Baunscheidt-Geräte, die für die Reiz- u. Ableitungstherapie benutzt werden.

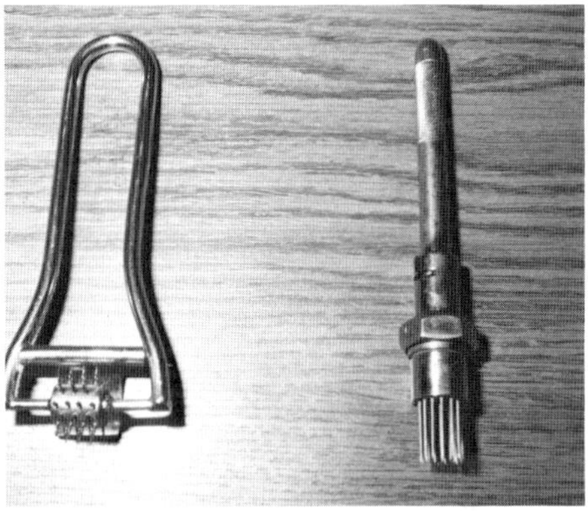

Anwendung eines Baunscheidt-Gerätes.

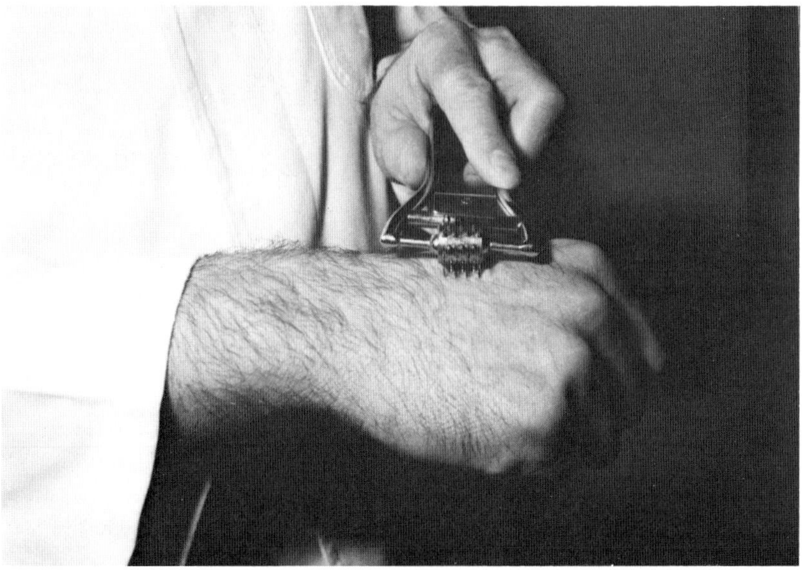

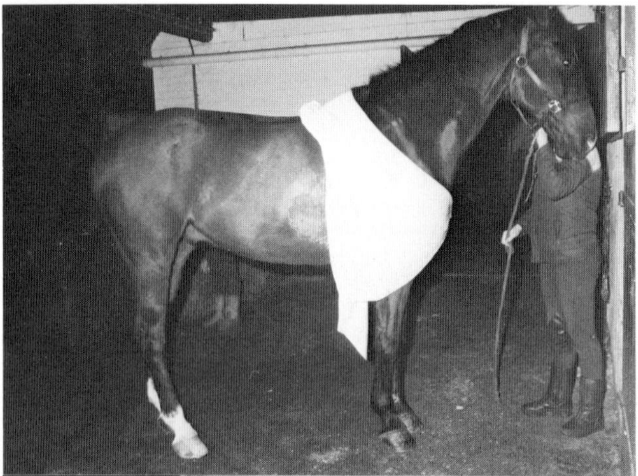

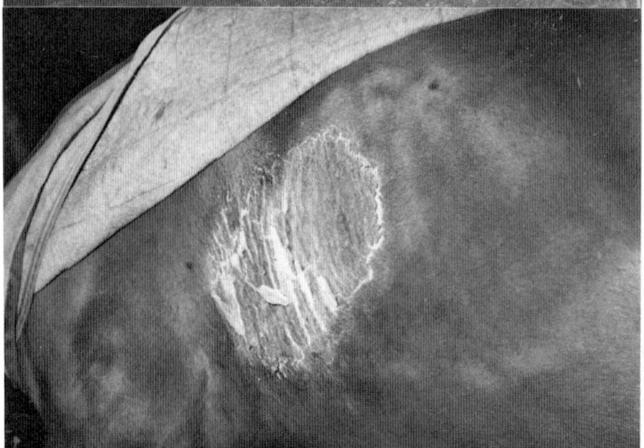

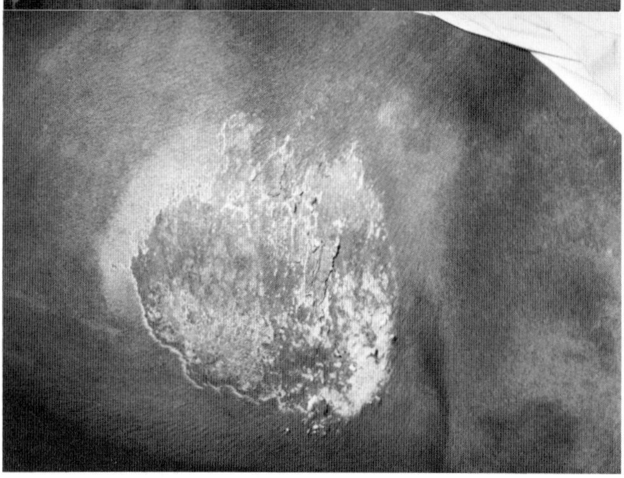

Diese Therapie wurde an Pferden erstmals von mir durchgeführt. Das Pferd hatte schwere Stoffwechselstörungen. Die Ursache war eine schlimme Bronchitis mit festsitzendem Schleim. Mit dieser Behandlung konnte dem Pferd grundlegend geholfen werden. Es wurden noch zusätzlich durch Laboruntersuchung des Blutes Parasiten festgestellt, die mit entsprechenden Mitteln beseitigt werden konnten.

Wie zu sehen ist, geht die Haut durch nach außen tretende Eiterpusteln und —Fladen ab. Nach ca. 2 Wochen wuchs das Fell wieder schön und diesmal glänzend nach. Deutlich läßt sich an den hellen Flecken die Stoffwechselstörung erkennen.

Cantharidenpflaster

Die spanische Fliege (cantharis vesicatoria) oder auch **Cantharidenfliege** genannt, lebt in Mittel- und Südamerika. Es ist ein gold-grüner Käfer, der bis zu ca. 3 cm lang werden kann. Der ganze Käfer wird im medizinischen Sinne zu einer dunklen, stechend scharf riechenden Reizsalbe verarbeitet. Das **Cantharidenpflaster** ist ein **Hautreizverfahren**, dessen machtvolle Wirkung in das Innere eingreift. Dieses Verfahren zählt zu den stärksten und heroischsten Naturheilverfahren, die es in der Volksheilkunde gibt. Cantharidenpflaster gibt es fertig in Apotheken zu kaufen.

Anwendung:
Zunächst befreit man das zu behandelnde Gebiet von Haaren (glattrasieren). Man schneidet sich das Cantharidenpflaster in der gewünschten Größe zurecht, **maximale Größe ca. 5 — 6 cm** im Quadrat (plus Zugabe und legt es mit der schwarzen Seite auf die **glattrasierte** Hautfläche, **siehe Abbildung 1.**

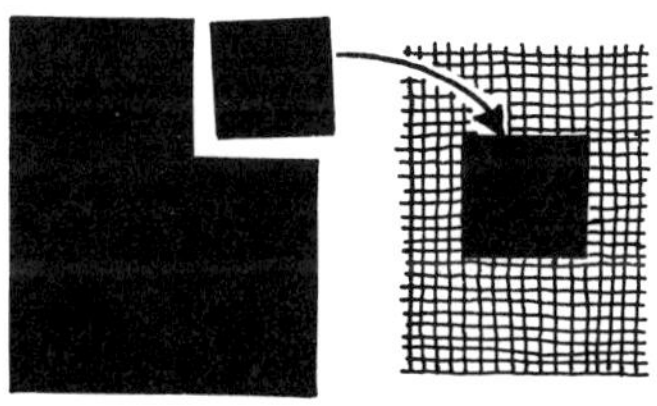

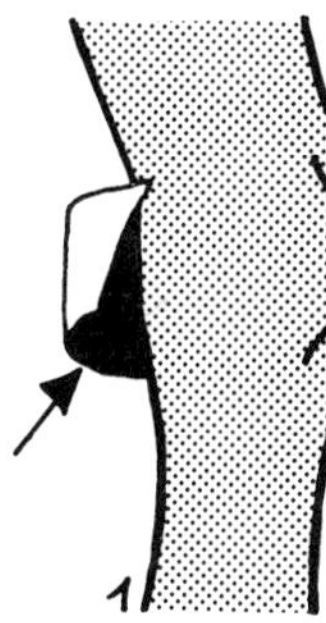

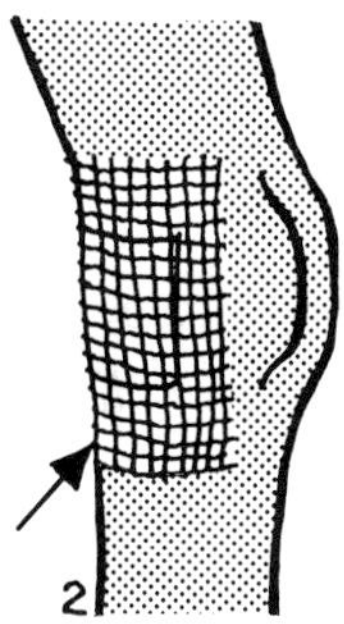

Abbildung 2 zeigt die Abdeckung des Cantharidenpflasters mit einem sauberen Stück Mull.

Bei der **Abbildung 3** sehen wir das Fixieren des Cantharidenpflasters mit einem Stück Leukoplast. Dieses Leukoplast muß **zirkulär** angebracht werden, um eine Ausdehnung der sich bildenden Blase in der Mitte zu gewährleisten.

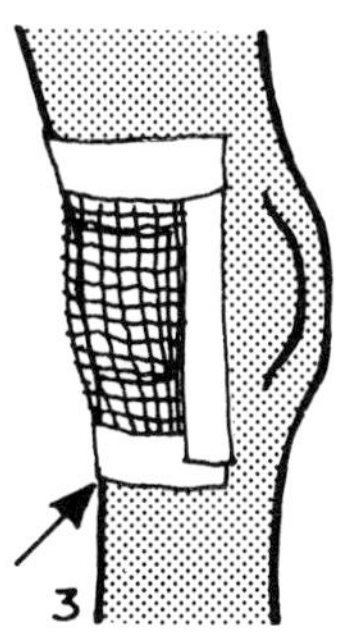

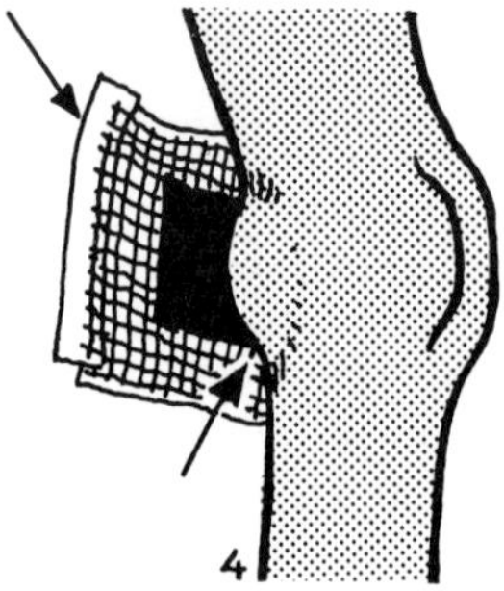

4

Nach **ca. 18 — 20 Stunden** läßt sich das Cantharidenpflaster wieder entfernen, **siehe Abbildung 4.** Das Entfernen des Cantharidenpflasters sollte ganz vorsichtig geschehen. **Abbildung 4** zeigt ebenfalls die mit Lymphflüssigkeit gefüllte Blase. Die Lymphflüssigkeit besteht u. a. aus Gift- und Schlackenstoffen des Gelenkes.

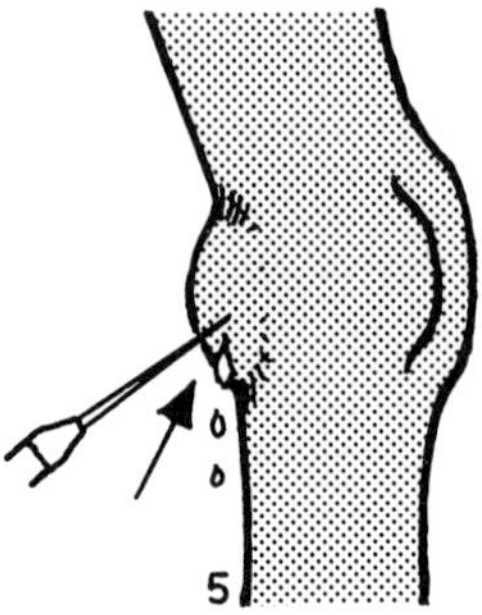

5

Falls die Blase noch nicht aufgegangen sein sollte, kann man sie mit einer **sterilen** Nadel durch feine Einstiche, **siehe Abbildung 5**, öffnen. Eine geöffnete Blase muß wie eine Brandblase behandelt werden, dies bedeutet: **keine unsterilen Gegenstände** auf die Blase bringen.

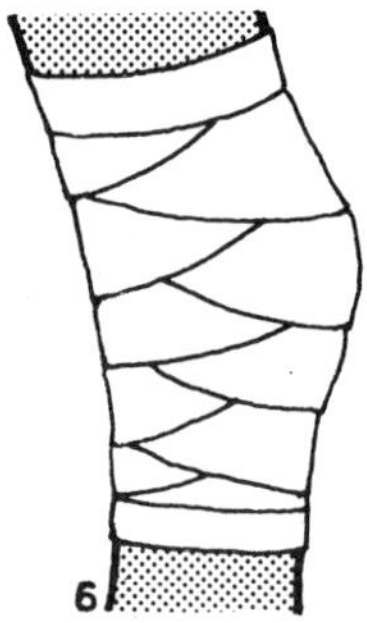

6

Man deckt jetzt die geöffnete Blase mit einem **sterilen** Verband ab. Dies könnte z.B. ein steriler Verband aus dem Erste-Hilfe-Kasten sein. Danach fixiert man den Verband mit einer Binde, siehe **Abbildung 6**. Nach drei — vier Tagen kann man diesen Verband entfernen und nach **ca. einer Woche** läßt sich an gleicher Stelle die Behandlung mit einem neuen Cantharidenpflaster wiederholen.

Sinn und Zweck des Cantharidenpflasters

Sinn und Zweck des Cantharidenpflasters sind:

stoffwechselgestörte Gelenke wieder **therapiefähig** zu machen, z. B. durch Cortison-Behandlungen bedingte Stoffwechselstörungen oder **therapieresistente** Beschwerden, also nicht mehr behandelbare Gelenkbeschwerden, wieder behandelbar zu machen. Oder anders ausgedrückt, ein **chronischer**, nicht behandelbarer Zustand wird wieder in einen **akuten** Zustand verwandelt und damit therapiefähig. Bei einem meiner prominentesten Pferdepatienten, dem holsteinischen Wallach und Springpferd Livius, konnte ich mit dem Cantharidenpflaster, nachdem er ein dreiviertel Jahr von Ärzten erfolglos auch mit Cortison behandelt worden war, den sich abzeichnenden chronischen Lahmheitszustand durch das linke, vordere Fesselgelenk bedingt wieder aktivieren und therapiefähig machen.
Die danach folgende Gesundung und Rehabilitation waren nur noch eine Frage der Zeit. Wie man weiß, war Livius anschließend bei den Olympischen Spielen in Los Angeles und errang in der Mannschaftswertung die Bronze-Medaille.
Es gäbe hier noch einige andere Beispiele zu erzählen, doch dazu würden die Seiten des Buches nicht reichen.

„Lakritz" bekam ein **Cantharidenpflaster**. Grund des dicken Gelenkes ist ein Spritzenabszess. Ursache der vorangegangenen Punktion war eine Kreuzgalle. Man kann das etwas Schorfige erkennen. Diese Flüssigkeit besteht aus Eiter und Lymphe, die durch das Cantharidenpflaster herausgezogen wurde.

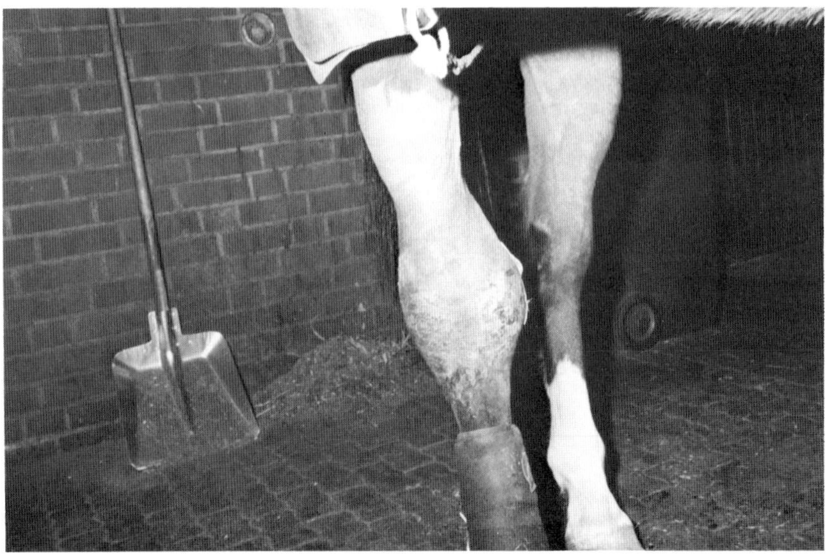

Akupunktur

Um Akupunktur durchführen zu können, muß man zunächst etwas über die fernöstliche Denkweise erfahren. Diese soll in groben Zügen in ein paar kurzen Sätzen erklärt werden.

Grundsätzlich ist der Körper eine in sich hervorragend funktionierende Einheit, in der ein **energetisch ausgewogenes Verhältnis herrscht**. Wie ist diese Energie zu sehen? Wir leben in einem von Strahlen und Magnetfeldern durchsetzten kosmischen Raum, der unser energetisches Leben zu jeder Sekunde unseres Lebens beeinflußt.

Als einfaches Beispiel ist der Mond in seinem Energieverhalten zur Erde zu sehen. Ebbe und Flut des Meeres sind auf das Energieverhalten von Mond und Erde zurückzuführen. Manche Menschen, wenn sie entsprechend sensibel sind, können bei Vollmond nicht schlafen, andere wandern des Nachts und wissen dieses am nächsten Tag nicht mehr. Oftmals gibt es einen Wetterumschwung bei Vollmond: Es wird z. B. bitterkalt usw. Es geht darum, an zwei, drei kurzen Beispielen aufzuzeigen, in welchen kosmischen, für uns scheinbar nicht vorhandenen, da nicht unbedingt spürbaren Kraftfeldern wir uns bewegen und leben. Die chinesische Lehre sagt aus, daß es in unserem Körper eine ausgewogene energetische Einheit gibt. Es ist eine Einheit, die sich aus zwei Kräften zusammensetzt. Dieses sind die Energien **YANG = Fülle** oder **positive Kraft** oder **männlich dynamisch** oder **Bewegung** und **YIN = Leere** oder **negative Kraft** oder **weiblich** oder **Fixierung, Konkretisierung, Stabilisierung.**
Hierbei möchte ich gleich, um kein Mißverständnis entstehen zu lassen, erklären, die positive Kraft oder das **männliche Yang** im Gegensatz zu negativer Kraft oder dem **weiblichen Yin** hat nichts mit Emanzipation oder Unterdrückung des weiblichen Geschlechtes zu tun, sondern ist die alte chinesische Überlieferung und bildliche Darstellung zwischen dem äußeren aktiven, dynamischen Yang — Energie-Seite — und dem inneren Konkreten der stofflich konzentrierten Yin-Seite. Beide Seiten sind nicht nur im Gesamtbild des Energiebereiches im Körper vorhanden, sondern in jedem einzelnen Organ.

Anders betrachtet:
Es gibt die sogenannten **fünf Wandlungsphasen** oder chinesisch ausgedrückt **Wuxing.**

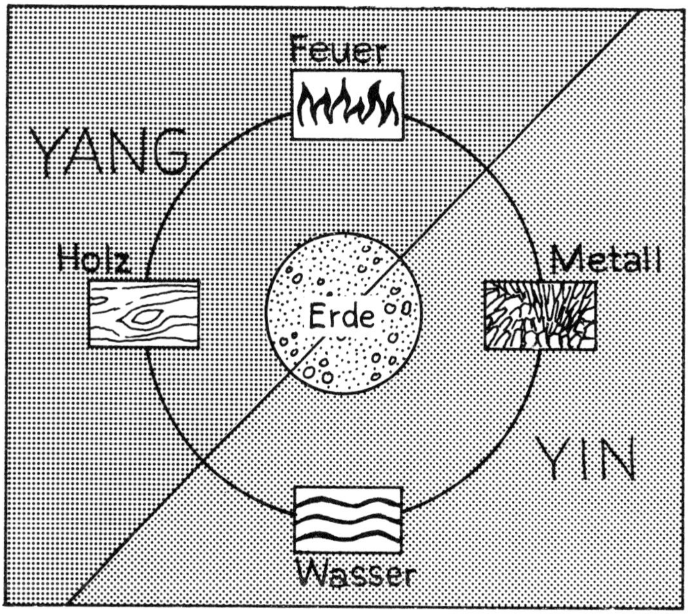

Die Erde ist der Mittelpunkt, also die Indifferenz. **Das Feuer** ist die aktuelle Aktivität, d.h. die im Moment der Beobachtung sich entfaltende Aktivität, Beispiel: Brennen von Holz. **Das Holz** ist potentielle Aktivität, d.h. die angelegte, vorbereitete, aber nicht schon tatsächlich begonnene Aktion, Beispiel: Nahrung für das Feuer, aber noch nicht im Feuer. **Das Metall** ist die potentielle Konzentration, d.h. die vorbereitete, mögliche Stabilisierung, Konkretisierung, Fixierung usw. **Das Wasser** ist die aktuelle stoffliche Konzentration , d.h. die im Augenblick der Betrachtung vollzogene Verhärtung, Fixierung, Konkretisierung, Verfestigung, Löschung, z. B. von Feuer usw.

Anders ausgedrückt:

In alten Zeiten gab es keine Naturwissenschaften im Sinne der heutigen Zeit, von der man Antworten auf Fragen über Universum und Natur bekommen konnte.

Alles, was die Menschen wußten, war, daß nur die Erde existiert und alles, was sie umgibt. Im Orient entwickelte sich eine Kosmologie, die alle natürlichen Phänomene als aufgeteilt ansah, so zunächst in die physikalischen Kompositionen von Pflanzen, Wärme, Erde, Mineral und Flüssigkeit, dann in die fünf natürlichen Elemente Holz, Feuer, Erde, Metall und Wasser. Man hätte alle Phänomene auch als aufgeteilt in zwei andere Kategorien oder Energiekräfte nennen können: das Yang als das Positive und das Yin als das Negative. Das Zusammenspiel dieser beiden Kräfte und die Art und Weise, wie sie von einem zum anderen wechseln, hält man für alle Funktionen und Veränderungen im Universum für notwendig.

Im Orient sieht man den Körper als einen Mikrokosmos des natürlichen Universums an und daher als von den fünf Elementen und den Kräften **Yang** und **Yin** beherrscht.

Auch die Organe des Körpers sind aufgeteilt in voneinander abhängige Gruppen von **sechs Yang (positiv)** und **sechs Yin (negativ)** Organen, von denen jedes **eines** der fünf Elemente repräsentiert und mit einem **anderen komplementären** Organ zusammenarbeitet.
Zum Beispiel **komplementiert** der Dünndarm das Herz, die Leber **komplementiert** die Gallenblase. Wenn das Herz, ein dem Feuer zugeordnetes Organ, geschädigt ist, dann wird die Leber, die ein dem Holz zugeordnetes Organ ist, auch geschädigt sein, weil Feuer das Holz durch Verbrennen zerstören kann. Bei der Behandlung von Krankheiten muß also logischerweise **nicht nur** das **geschädigte Organ**, sondern auch der **komplementäre Teil** des Körpers berücksichtigt werden. Das Energiesystem, das die Organe verbindet, ist das System der **sogenannten Energiemeridianen**, die eine Kombination von **vertikalen** und **horizontalen Meridianlinien oder -kanälen** sind.

Durch die Manipulation entsprechender Akupunkturpunkte, die in den meisten Fällen auf den Meridianen liegen, verbessert sich der **Strom der Energie** (auch **Chi** genannt) durch dieses System. Diese Manipulation wird mit entsprechenden **Akupunkturnadeln** (sterilisiert) oder **Einmalnadeln** beim Menschen und Kanülen beim Pferd (ich benutze Kanülengröße **Nr. 18**) durchgeführt. Hierbei ist außer der Lage der zu benutzenden Akupunkturpunkte auch die **Stichrichtung** sowie die **Stichtiefe** wichtig zu wissen.

Rechts unten:
Beginn einer Akupunktur bei Pirouette, einem "S"-Dressurpferd. Damit wurden Nieren- und Rückenschmerzen mit Lahmheit an der Hinterhand beseitigt. Mit Zelltherapie wurde regenerativ in den Stoffwechsel eingegriffen. Das Pferd stand ca. etwa 2 Jahre, war mit der Schulmedizin angeblich nicht reparabel und sollte zur Zucht abgestellt werden, doch mit all ihren Problemen im internistischen sowie gynäkologischen Bereich (u. a. eine immer wiederkehrende Eierstockentzündung), hätte die Stute entweder nicht aufgenommen oder den Fötus verloren.
Nach Abschluß der Behandlung lief das Pferd wieder im Turnier-Sport der S-Klasse.

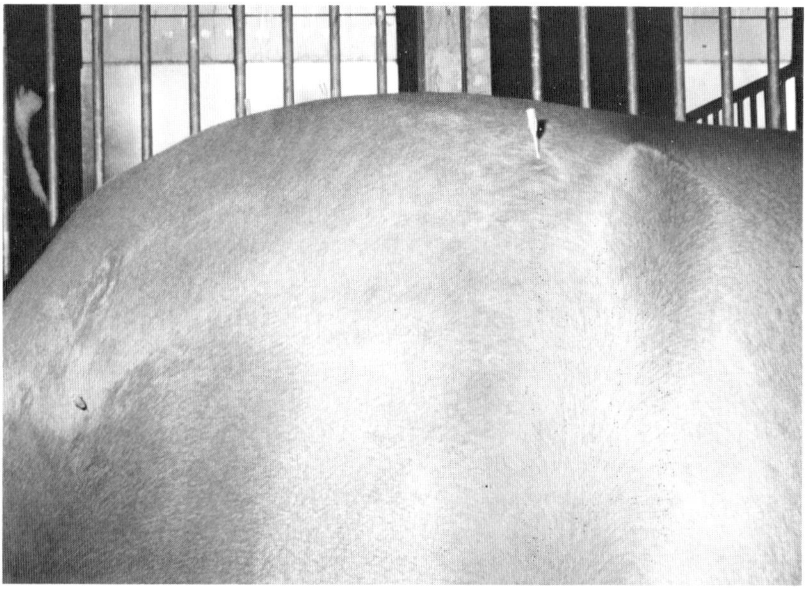

Ein Pferd erhält gerade eine Akupunktur. Man erkennt deutlich die gesetzten Akupunkturnadeln (Kanülen).

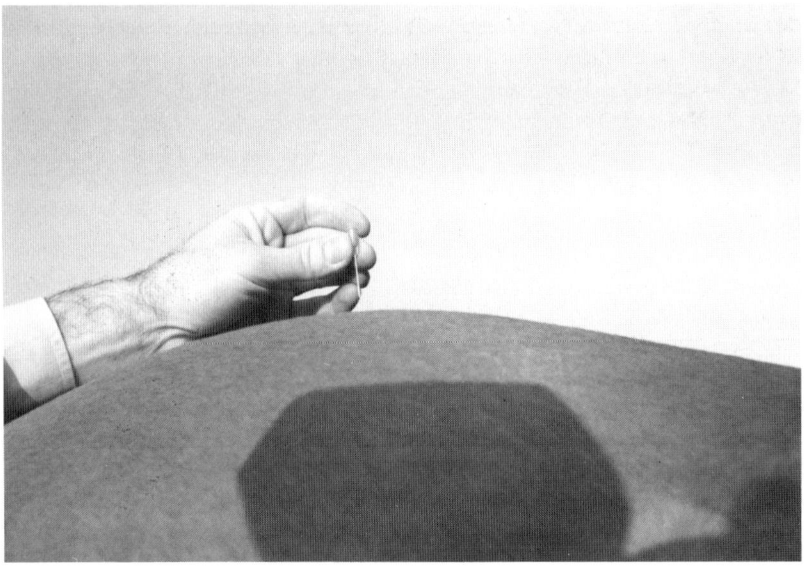

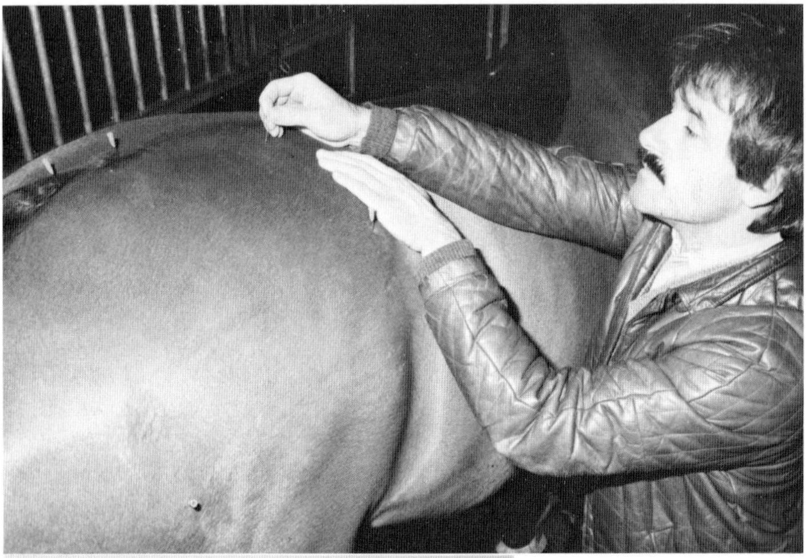

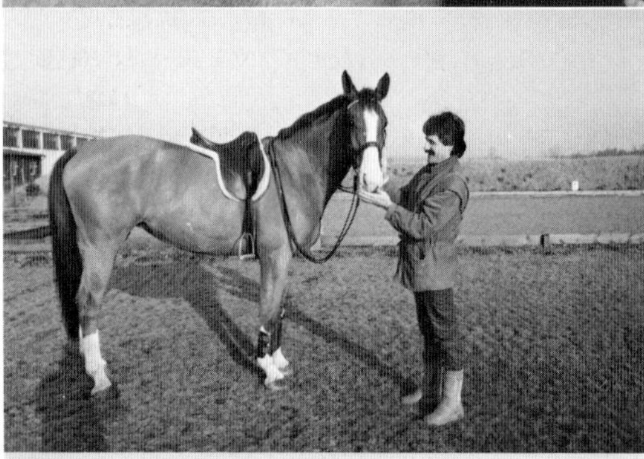

Trotz etwa 8 — 10 Akupunkturen "durfte" ich Pirouette an der Nase kraulen. Außer ihren allernächsten Vertrauenspersonen durfte niemand "ihr Heiligtum", die Nase, berühren. Sie hatte soviel Vertrauen zu mir, daß ich die Akupunkturnadeln setzen durfte, ohne daß auch nur eine andere Person in der Nähe war. Ich kenne nur einen Fall, bei dem ein Pferd während der Akupunkturbehandlung bösartig wurde und 2 x voll zutrat. Gott sei Dank war ich schneller. Ich mußte wohl ins Schwarze getroffen haben, denn eine Akupunktur reichte aus. Der Rest konnte mit der Homöopathie beseitigt werden.

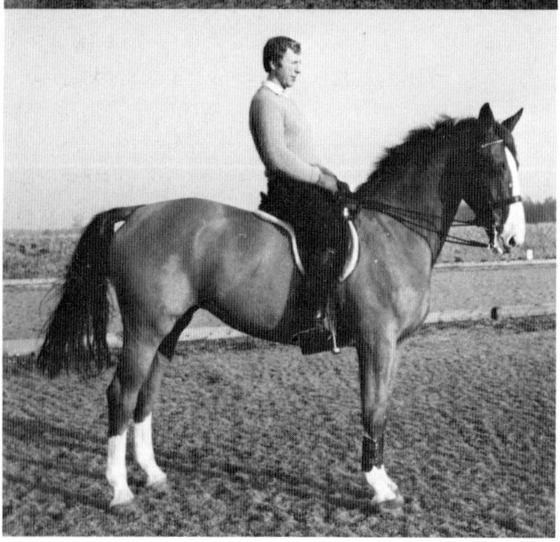

Pirouette nach ihrer Gesundung wieder putzmunter unter ihrem Reiter Herrn Aigner vom Haidehof bei Wedel. Besitzer Dr. Hartung.

Shiatsu

Shiatsu ist eine alte japanische Therapie, die heute in Japan kassenmäßig voll anerkannt ist. Gleich wie bei der Akupunktur begründet sich Shiatsu auf die Lehre der Energie von **Yang** = Fülle und **Yin** = Leere. Beide Therapiearten, Akupunktur sowie Shiatsu, benutzen Energiebahnen, um einen energetischen Ausgleich des Organismus herzustellen. Jedoch unterscheiden sich beide grundlegend in der Methode. Bei der Akupunktur werden Nadeln beim Menschen oder dünne Kanülen beim Pferd benutzt (siehe **Akupunktur**), was für das betroffene Tier nicht immer angenehm erscheint. Es gibt Pferde, die sich ohne Probleme akupunktieren lassen, es gibt aber auch Pferde-Patienten — und dies sollte man offen zugeben — bei denen man besser keine Nadel oder Kanüle in den Akupunkturpunkt steckt, zumal gerade die Aku-Punkte häufig schmerzempfindlicher sind als das sie umgebende Gewebe.

Meiner Meinung nach ist Shiatsu eine Alternative zur Akupunktur. Bei dieser, für das Pferd äußerst angenehmen, entspannenden und zugleich einschläfernd wirkenden Shiatsu-Therapie, wird von dem Behandelnden über die Ausatmungsphase aus der Tiefe des unteren Bauchraumes, dem sogenannten "Hara", Energie freigesetzt und über die sensiblen, fühlenden Hände in die entsprechenden Shiatsu Meridiane übertragen. Shiatsu Meridiane sind wie bei der Akupunktur Energiebahnen, die ähnlich dieser verlaufen. Über sie wird die Kraft oder Energie zum Ausgleich von Yang und Yin, also Fülle und Leere, in den Körper gegeben.

Einen eventuellen Nachteil hat die Shiatsu-Therapie. Man benötigt etwas Zeit! Bei der Akupunktur bleiben die Kanülen 20 — 30 Minuten im Körper stecken. Bei Shiatsu braucht man für eine Behandlungseinheit zwischen 45 und 90 Minuten, je nachdem welche Problematik vorliegt und wie hektisch ein Pferd am Anfang der Therapie ist. Die Ergebnisse können erstaunlich sein.

Auch bei dieser Therapieart möchte ich in Bild und Schrift ein Beispiel bringen.

Bei dem bekannten Springpferd Lucky wendete ich diese Therapie an:

Lucky war mit seinem Reiter Peter Luther durch seine vielen schweren internationalen Springen in ganz Europa unterwegs gewesen und kehrte 'schachmatt' von einem seiner Turniere auf den Moorhof bei Wedel

zurück, von schmerzhaften Rückenschmerzen, wobei er schon bei geringstem Druck auf die Rückenmuskulatur nachgab, geplagt. Es war unmöglich, ihm einen Sattel aufzulegen.
Das Problem war, daß ich nur fünf Tage zur Verfügung hatte, Lucky fit zu bekommen, da das Finale des Worldcups in Berlin bevorstand. Ich sagte mir: "Was du bei Menschen dauernd erfolgreich praktiziert hast, könnte ja vielleicht auch hier klappen." Ich war mir eigentlich nur nicht sicher, ob ich als Mensch so viel Energie freisetzen konnte, um einem Pferd zu helfen. Da ich Shiatsu für Menschen und nicht für Pferde gelernt hatte, wußte ich nichts über deren Meridianverläufe. Aber ich hatte eine Idee! Ich stellte mir einen Menschen auf allen Vieren vor. Dabei spielten die Arme die Vorderbeine. Ich veränderte zwangsläufig die Größenverhältnisse und setzte meine gewonnenen Erkenntnisse in die Tat um.
Zweimal täglich behandelte ich Lucky. Für Außenstehende müssen Lucky und ich als Shiatsu-Behandler oft ein merkwürdiges Bild abgegeben haben. Nicht-Wissende konnten nichts mit uns beiden anfangen. Ich stand da mit geschlossenen Augen, konzentriert und entspannt zugleich, um Energie von mir auf Lucky zu übertragen. Nach ca. 20 Minuten fing Lucky an, sich zu entspannen und zu schlafen.
Durch die Shiatsu-Behandlung entspannte Lucky derart, daß er täglich fitter wurde und nach fünf Tagen zum World-Cup Finale nach Berlin gebracht werden konnte.
In diesem Zusammenhang möchte ich noch für Interessierte die Schule und den hervorragenden japanischen Lehrer vorstellen:
Es ist die Fachlehrstätte für Shiatsu Christl Bode, Kleine Bergstr. 10, 7990 Friedrichshafen. Der Lehrer ist der Japaner Kazunori Sasaki von der Académie d' Europe in Frankreich. Er war jahrelang zunächst Schüler, dann hauptverantwortlicher Therapeut des Jokai-Shiatsu Centers in Tokio unter Shizuto Masunaga. Herr Sasaki ist wohl der derzeit bekannteste und begabteste Shiatsu Lehrer in Europa. Diese Ausbildung ist für Menschen gedacht, aber von mir erstmals in Europa erfolgreich bei Pferden durchgeführt worden. Soweit mir von meinem Shiatsu Lehrer Herrn Sasaki bekannt ist, gibt es lediglich in den USA noch eine japanische Pferdebehandlerin für diese Therapie.

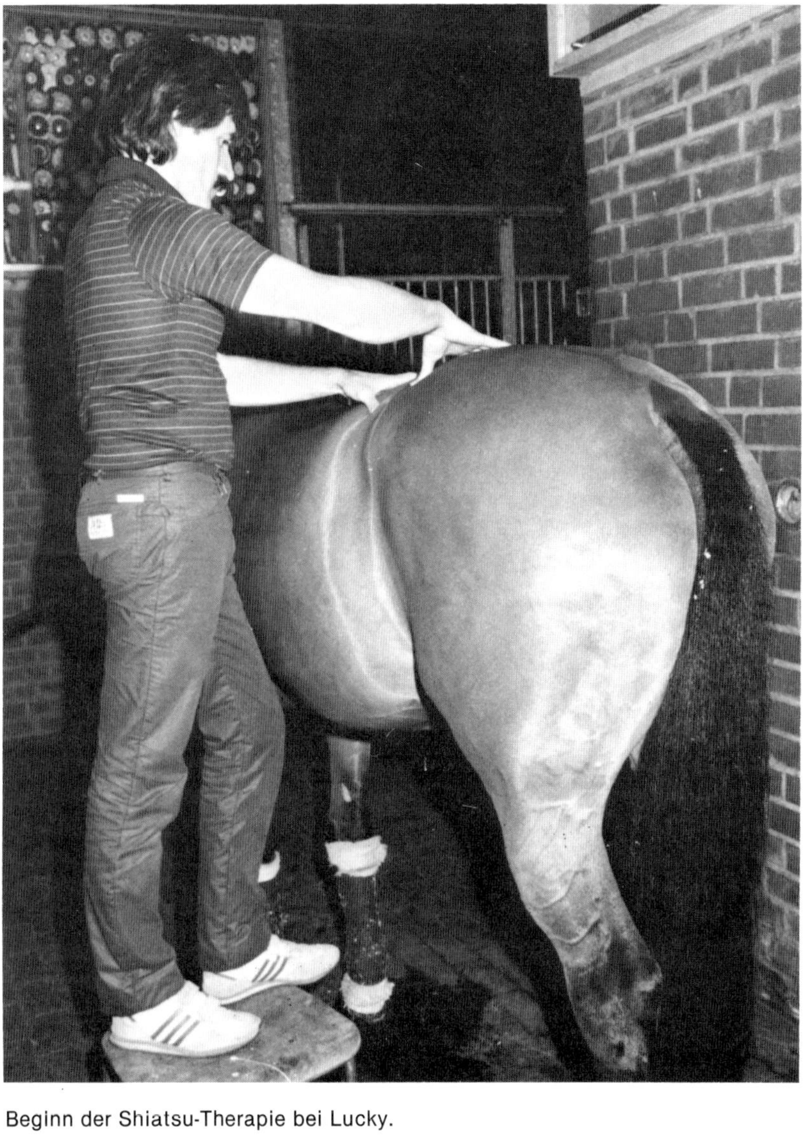

Beginn der Shiatsu-Therapie bei Lucky.

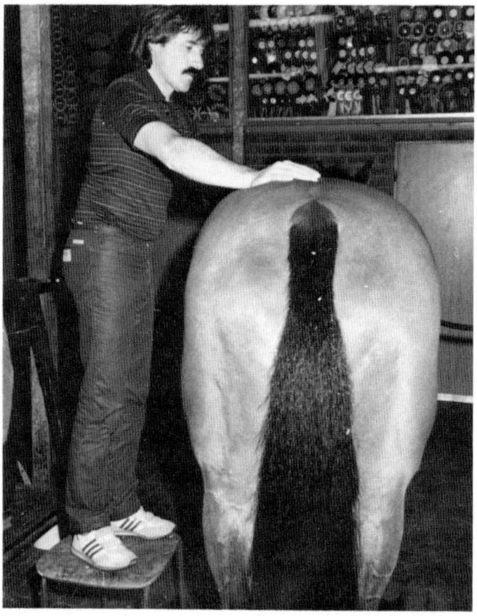

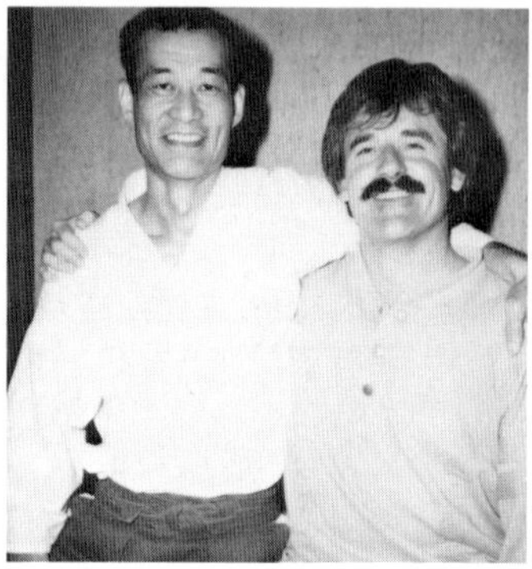

Mein japanischer Lehrer Kazunori Sasaki.

Lucky während der Shiatsu-Therapie. Deutlich sieht man nach ca. 20 Minuten Behandlungszeit, wie Lucky entspannt: das rechte völlig entspannte Hinterbein, der hängende Kopf, die halb geschlossenen Augen, aber dennoch voll auf mich konzentriert (siehe die Stellung der Ohren.) Irgendwie hat er die von mir auf ihn übertragene Energie gespürt, denn am Anfang wurde er wie alle Pferde nervös, doch mit zunehmender Behandlungsdauer schon beim ersten Mal kam er in diese Entspannungsphase. Solchen Zustand habe ich bei allen Pferden erlebt. Es gab kein Pferd, das sich nicht wieder behandeln lassen wollte. Sie genossen es sichtlich.

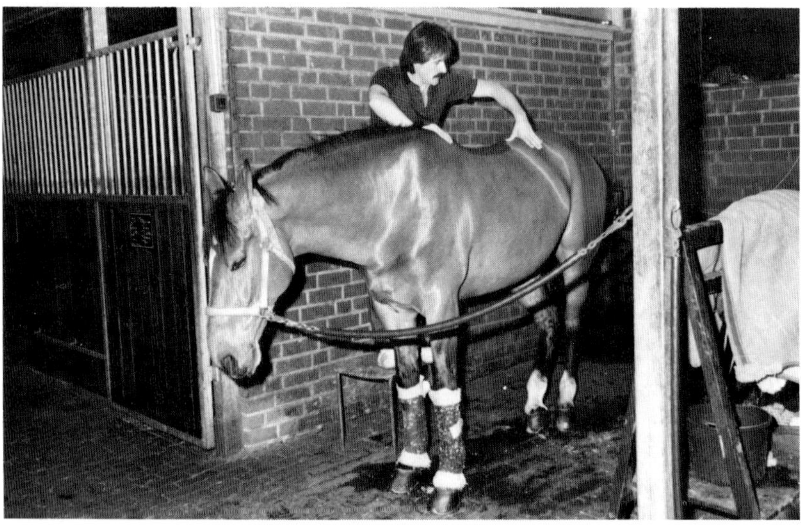

Blutegelbehandlung

Der **Blutegel (Hirudo medicinalis)**, oder auch **Heilblutegel** genannt, gehört zur Gattung der Ringelwürmer.
Er hat an beiden Enden Saugapparate. Am Kopfteil besitzt der Hirudo medicinalis 3 Hornteile mit Zähnchen. Damit beißt er sich durch die Haut und gibt in die nun entstandene Wunde Hirudin ab. (Hirudin ist ein Stoff, der die Blutgerinnung verhindert oder geronnenes Blut auflösen kann). Über die nun offene Bißstelle kann sich der Egel vollsaugen. Wenn er dick und satt ist, läßt er los und fällt ab. Zurück bleibt eine sternförmige Bißstelle, die in der Regel, bei normaler Heilhaut, ohne Narben verheilt.
Sobald der Blutegel abgefallen ist, sollte die Blutung (es ist ein feines Herausrinnen von Blut) noch ein paar Stunden anhalten. Beim Menschen funktioniert das gut! Beim Pferd leider nicht! Die Blutgerinnung beim Pferd ist im Vergleich zum Menschen sehr hoch, so daß die Nachblutung meist nur 5 Min. und weniger beträgt. Es empfiehlt sich daher, noch weitere 1 — 2 Sauger an der gleichen Stelle anzusetzen, um den gewünschten Effekt zu erhalten.
Wie geht man vor?
Entsprechende Stelle am Pferd freirasieren. Mit einer Blutlanzette kurz anpicken, so daß ein Bluttropfen austritt. Jetzt können Sie den Blutegel ansetzen. — Den Kopf erkennt man daran, in welche Richtung das kleine Tier kriechen will. An diesem Ende sitzt der Kopf! Nach der Behandlung sollte der benutzte Blutegel aus hygienischen und gesundheitlichen Gründen nicht wieder verwendet werden, da bei Infektionskrankheiten eine Übertragung auf das nächste Pferd gegeben sein kann. Jedoch töten Sie ihn auch nicht, denn er war Ihnen zu großen Diensten. Am besten Sie setzen den Hirudo med. in einem Weiher oder Bach aus und übergeben ihn so der Mutter Natur.
Woher bekommen Sie Blutegel? Von der Apotheke!
Welche Krankheiten können behandelt werden?
Alle Krankheiten, bei denen schnell etwas nach außen abfließen soll, z. B. bei Geschwüren, Furunkeln, Vereiterung eines Gelenkes, Blutergüssen jeder Art und Herkunft, Venenentzündung (Blutegelbehandlung ist hierbei das Beste, das es in der gesamten Medizin gibt). Thrombosebeseitigung.
Ich erwähne hier nur Einsatzmöglichkeiten am Pferd!

Wichtig: Niemals einen Blutegel auf ein Gefäß, z. B. Vene, setzen! Niemals Blutegel benutzen, wenn Blutverdünnungsmittel verabreicht werden wie z. B. **Marcumar**!

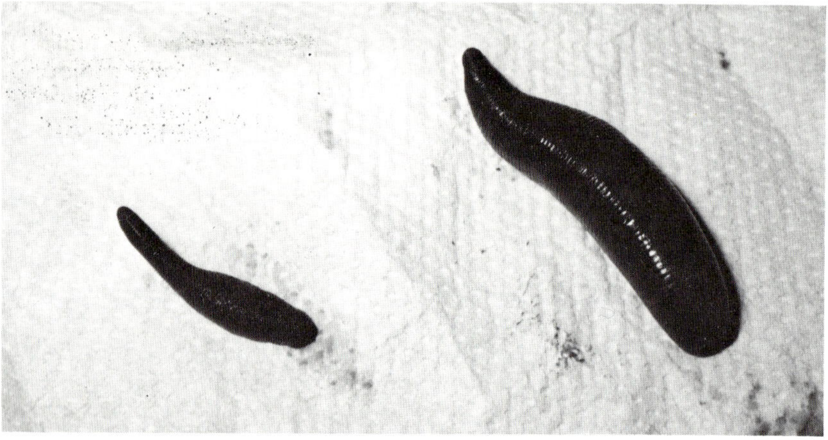

Blutegelbehandlung an Pferden, erstmals von mir durchgeführt. Blutegel vor und nach der Arbeit. Wenn die Blutegel voll Blut gesaugt sind, werden sie in einem Bach oder Teich der Natur übergeben. Sie werden von mir niemals getötet (schließlich helfen sie z. T. lebensrettend) und werden aus hygienischen und gesundheitlichen Gründen (Infektionsgefahr) von mir niemals wieder verwendet.

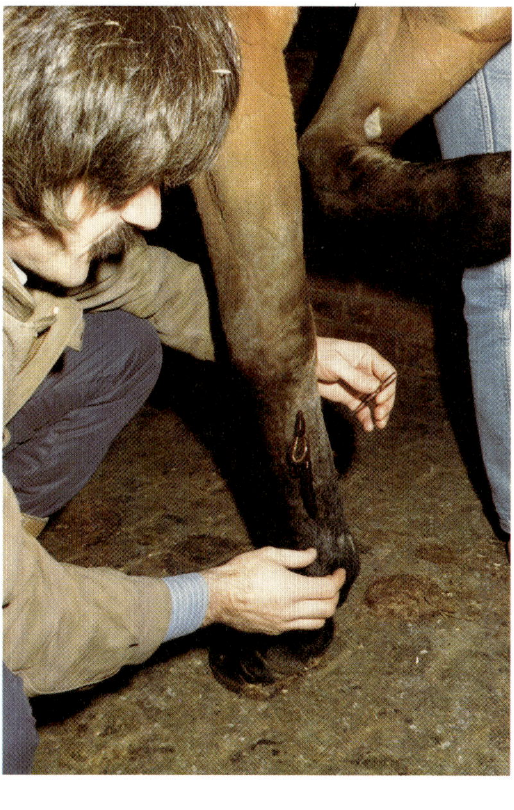

Blutegelbehandlung am Anfang. Man mußte Livius ein Bein hochhalten, da auch er wie alle anderen Pferde bei der Blutegelbehandlung unruhig wurde. Wahrscheinlich liegt dies daran, daß Blutegel für ein Pferd wie Schlangen aussehen müssen. Ferner kneift es hin und wieder, was ich aber durch eigene Erfahrung für nicht so schlimm empfinde.

Diese beiden folgenden Bilder zeigen Blutegelbehandlung am linken Vorderbein von "Livius". Er hatte einen schweren, festsitzenden Bluterguß mit Verklebung der linken Beugesehne. Dieses geschah wahrscheinlich durch einen vom Pferd selbst verursachten Unfall in England nach einem Turnier. Auch hier waren Blutegel die Wunderwaffe zur Heilung.

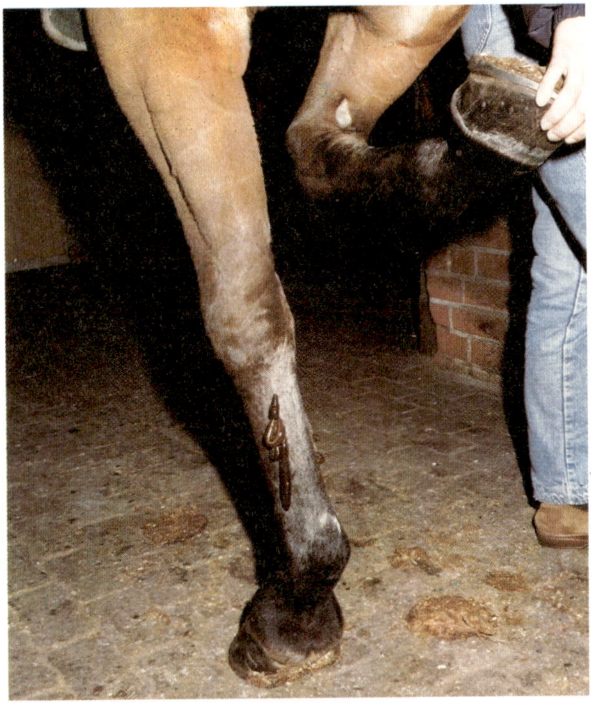

Blutegel in voller Aktion. Einer war schon vollgesogen und abgefallen. Daher die kleine Blutlache.

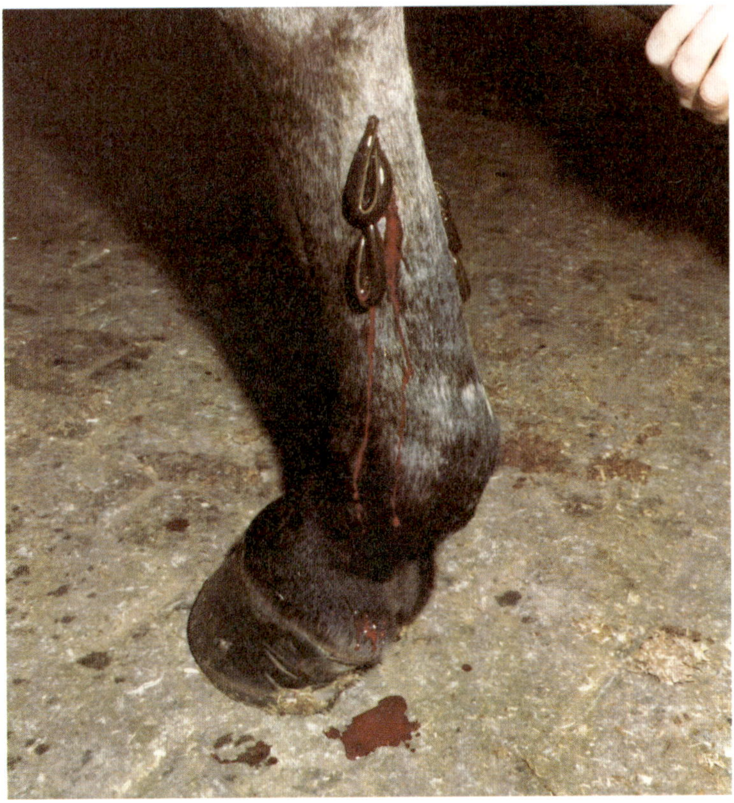

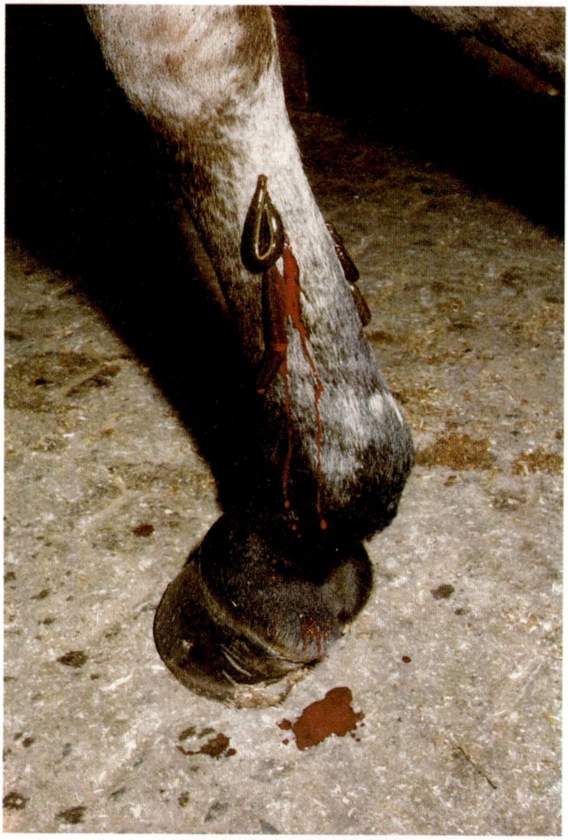

Ein weiterer Blutegel beginnt sich zu lösen. Der Schwanzteil hängt schon herunter.

Außerdem sieht man hier noch deutlich das durch den Bluterguß angeschwollene Bein. Ich weise bewußt ausdrücklich noch einmal darauf hin, daß all meine Behandlungsmethoden schon zig-fach beim Menschen mit Erfolg durchgeführt wurden. Aber auch andere Naturheilkollegen haben diese Methoden mit Erfolg durchgeführt. Nichts davon ist ein Placebo-Effekt gewesen. Jedoch ist die psychische Seite immer bedeutsam!

So sieht ein satter Blutegel aus. Friedlich wie ein Lamm.

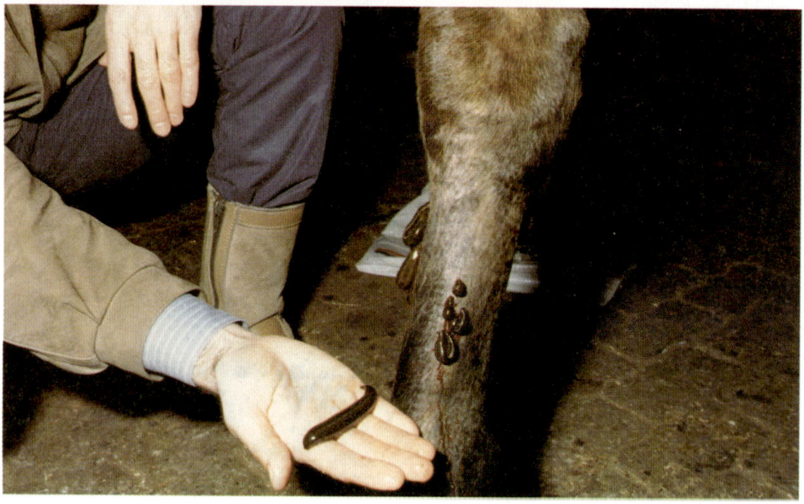

Lakritz während einer Blutegelbehandlung. Der zu behandelnde Körperteil muß freirasiert werden, da sonst die Blutegel nicht anbeißen. Wie unteres Bild zeigt, wird ein weiterer Blutegel auf die gleiche Stelle gesetzt, wo vorher schon einmal einer saß. Der Grund ist der, daß das Blut der Pferde nicht genügend nachläuft. Beim Menschen rinnt das Blut noch Stunden nach der Blutegelbehandlung, bis es zum Stillstand kommt. Dies ist für den Behandlungserfolg wichtig.

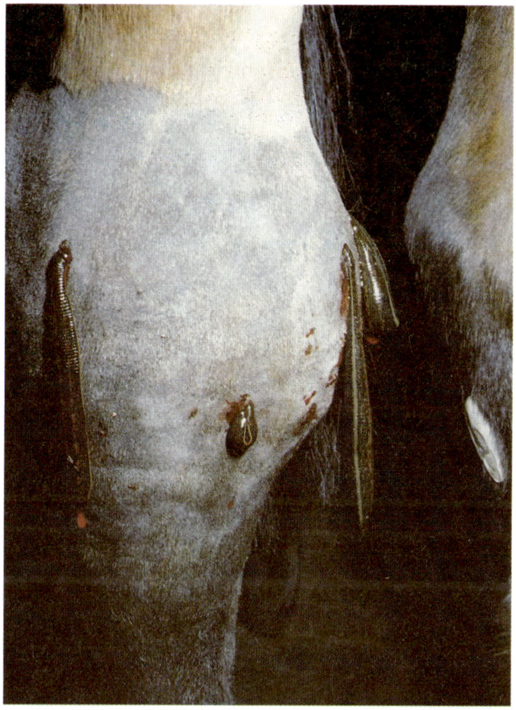

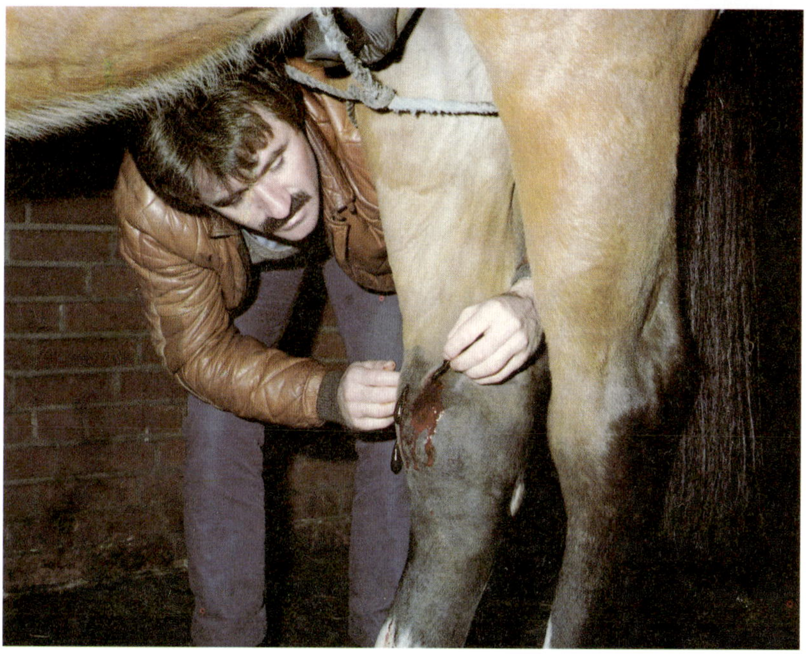

Zelltherapie

Der Begründer der **Zelltherapie** ist der Schweizer Professor Dr. Paul Niehans, der die **Zellinjektionsimplantation** vor über 50 Jahren zum erstenmal erfolgreich anwendete.
Die Zelltherapie ist eine **Injektionsimplantation** von **fetalen (nicht geborenen)** oder **juvenilen (geborenen)** Zell- und Gewebeteilen in **physiologischen Lösungen.**
Sie wird tief in die Muskulatur — oder wie ich es bei Pferden häufig tue — **subcutan** unter die **Fascie (Haut) der Muskulatur** injiziert.
Meine Erkenntnisse: Bei Injektionen tief in die Muskulatur hinein hat das Pferd weniger Probleme (d. h. Anschwellungen an den Einstichstellen mit Gewebereizung) nach ein bis zwei Tagen, die jedoch mit **Kühlung** (z.B. Eisauflage) leicht zu behandeln sind. Die Wirkung ist jedoch nicht so intensiv wie bei der **subcutanen** Injektion. Es ist davon auszugehen, daß bei der **intramuskulären** Injektion Zellmaterial über die Muskelarbeit verbrannt wird. Ein Mensch müßte nach diesen Injektionen drei Tage das Bett hüten, was natürlich bei Pferden nicht möglich ist. Beim Menschen konnte ich ein Nachlassen der Wirkung bei den verschiedenen Injektionstechniken nicht feststellen.
Die Durchführung der Zelltherapie ist nicht billig, aber gemessen an den Erfolgen resp. Nichterfolgen bei anderen Therapiearten der Schulmedizin doch preiswert, denn:
Mit Frischzellen ist man in der Lage, über biochemische Reaktionen im Körper **leistungsschwache Körperzellen organspezifisch aufzubauen.**
Das erfolgreiche Gelingen dieser Therapie konnte ich nicht nur bei Menschen, sondern — das finde ich sehr wichtig für die **gesamte** Naturheilmedizin — auch bei Pferden beweisen anhand der Resultate. Es besteht die Hoffnung, daß diese Erkenntnis sich im Laufe der Zeit auch unter allen mit Chemie behandelnden Ärzten durchsetzen wird.
Man kann einen biologisch ausgerichteten und funktionierenden Körper nicht ohne Nebenwirkung mit Chemikalien auf Dauer heilen!

Wann kann eine **Zelltherapie** angezeigt sein:

1. Bei **anlagebedingten Schwächen (Insuffizienzen),**
2. bei **krankheitsbedingten Leistungsschwächen,**
3. bei **altersbedingten Leistungsschwächen**

oder **Leistungsabfall von Organen, Organgruppen** oder **funktionellen Einheiten.**

Aus diesen Anhaltspunkten heraus ergeben sich z. B.:

Vorzeitige **Alterung** und/oder frühzeitiger **Verschleiß** mit **Vitalitätsverlust.**

Degenerative Erkrankungen von **Herz, Leber, Lunge und Nieren** und des **zentralen Nervensystems.**

Allgemeine Durchblutungsstörungen.

Unterfunktion von Drüsen mit **innerer Funktion.** Z. B. **Hypophyse (Hirnanhangsdrüse).** Wichtig bei **Hormonstörungen** von Stuten, die nicht aufnehmen.

Chronisch degenerative Erkrankungen von **Knochen, Knorpel** und **Muskeln.**

Immunsystem.

Selbstverständlich gibt es eine ganze Reihe von Krankheiten, die für die Zelltherapie **nicht** geeignet sind: Z. B. ein **gerade erfolgter Herzinfarkt, entzündliche Herzkrankheiten, angeborene Herz- und Gefäßanomalien, erworbene Herzfehler** und anderes mehr. Dieses jedoch muß der gute Zelltherapeut wissen.
Ich rate davon ab, sich **ohne Ausbildung** an die Zelltherapie heranzuwagen: **Die Zelltherapie birgt auch die Gefahr des Schocks!**
Dieser Schock kann für ein Pferd tödlich sein!

Kontraindikationen:

Nicht angewendet werden darf die Zelltherapie bei:

Akuten Infekten, entzündlichen Prozessen, Stoffwechselstörungen (Diabetes mellitus), **mit starker Angiopathie** (Endstrombahn-Gefäßkrankheiten).

Dekompensierten Erkrankungen an **Herz, Leber, Nieren** (z.B. **komplette Herzschwäche** oder auch **komplette Herzinsuffizienz** genannt).

Malignen (bösartige) Geschwulsterkrankungen im fortgeschrittenen Stadium.

Schwerem Asthma, schweren Psychosen und Anfalleiden.

Eine gute Diagnose ist **notwendig und unerläßlich.** Beachtet man aber all diese Dinge, wird man sich mit Sicherheit am Erfolg erfreuen können. Läßt man aber diese Faktoren außer acht, darf man sich über einen unerfreulichen Verlauf nicht wundern. Nur dieser liegt dann eben nicht an der Zelltherapie . . .

Nebenwirkungen:
Wie schon erwähnt, kann es zu einer Schockreaktion kommen. Dann sollte eine Gabe **Cortison** als **Notfallsmittel** angezeigt sein. **Mehrfache Aspiration während** der **Injektion** halte ich für notwendig.
Bei **allergischen** Reaktionen reicht ein **Antihistaminikum** (z.B. **Tavegil**). Dieses kommt jedoch sehr selten vor! Bei Pferden habe ich es noch nicht erlebt, bei Menschen äußerst selten. 1.000 Patienten habe ich mittlerweile schon mit Zellen versorgt. Einen ernsten Zwischenfall hatte ich noch nie!
Warum also eine längere Abhandlung über Zelltherapie, wenn Sie die Behandlung selber nicht durchführen können?
Die Antwort lautet ganz einfach: Sie sollen wissen, welche Möglichkeiten es gibt, Ihrem Pferd zu helfen, **bevor** Sie mit ihm den Weg zum Schlachter antreten.

Die Zusammensetzung der einzelnen Zellarten **muß** der Zelltherapeut festlegen!

Die Rehabilitation nach der Zellinjektionstransplantation:

Vorbereitung zur Behandlung:

Zunächst muß ich vorwegschicken: Einen Tag **vor** der Zellbehandlung **kein Eiweiß** füttern!

Am Tag der Behandlung lasse ich nur Wurzeln, auch gelbe Rüben oder Mohrrüben genannt, und ganz wenig Heu füttern, damit das Pferd beim Füttern der anderen Pferde nicht unruhig wird.
Am **zweiten** und **dritten** Tag **nach** den Injektionen gibt es wieder normales Futter — **außer Eiweiß** — vorausgesetzt, es sind keine der genannten Probleme aufgetaucht.

Ab dem **vierten** Tag zum gewohnten Füttern übergehen.

Ab dem vierten Tag darf das Pferd auch wieder aus seiner Box. Bis dahin hat es **strikt** darin zu bleiben und **darf nicht bewegt werden.** Vom vierten Tag bis zum siebten Tag darf das Pferd **langsam mit einer halben Stunde am Tag beginnend** bewegt werden **(nicht geritten).** Es ist dabei völlig unerheblich, ob sich unser Patient sehr wohl und munter fühlt und am liebsten mit Bocksprüngen seine Kraft zeigen würde.
Ab der zweiten Woche ist **Schritt reiten** möglich, mit einer **halben Stunde am Tag beginnend.**

Ab der dritten Woche kann **leicht getrabt** werden, ebenfalls mit einer **halben Stunde** am Tag beginnend.
Mit Beginn der **vierten Woche** nach dem Tag der Injektionen kann das Pferd das erste Mal wieder mehr gearbeitet werden.

Diese Regelung gilt, uneingeschränkt auch für alle die, die über weniger Geduld verfügen.

Grundsätzlich ist dieses als ein Rehabilitationsvorschlag anzusehen, der bei normalem Verlauf anzuwenden ist.

Es gilt der Grundsatz: Alle Folgemaßnahmen richten sich nach dem Befinden des Pferdes. Es kann **auch vier bis sechs Wochen dauern,** bis die Regeneration eintritt. **Daher ist Vorsicht geboten!** Erfahrungsgemäß ist es so, je **sorgfältiger und geduldiger** man zu Beginn verfährt, desto zügiger verläuft der Heilungsprozeß.
Ein biologisches Individuum ist eben keine Maschine! Und noch etwas: Das Pferd darf **während** der Rehabilitationszeit **niemals schwitzen**, da in einem solchen Falle die Stoffwechselbeschleunigung zu groß wird und die Zellen über den Stoffwechselverbrennungsprozeß evtl. zu schnell verbraucht werden. Ferner ist anzumerken, daß **Frischzellen nur ein gewisses Kontingent an Energieleistung an die zu regenerierenden Körperzellen** abgeben können. Wenn also nicht immer bei gewissen Beschwerden, sofort ein sichtbarer Erfolg eintritt, so kann dies darauf zurückzuführen sein, daß das behandelte Gebiet **derart verschlossen** oder **insuffizient** ist, daß nach **frühestens einem halben Jahr** nochmals Zellen eingesetzt werden sollten. In den meisten Fällen ist dann das Problem gelöst.

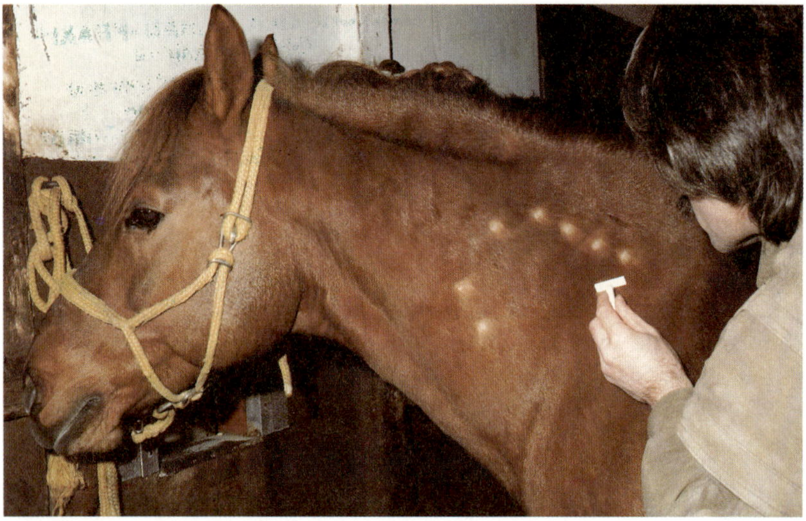

Hier stelle ich Gregor I, einen Arabo-Haflinger-Hengst, vor. Er hatte ca. 2 Jahre Probleme mit den Vorderbeinen mit permanenter Lahmheit durch den Springsport. Eine für ihn ausgewählte Frischzelltherapie half. Er hat bis zum heutigen Tag keine Probleme mehr. Jetzt ist er Freizeitpferd und Deckhengst. — Sie sehen das Freirasieren der Injektionspunkte. Auf Grund meiner Spritzentechnik konnte ich es mir erlauben, die Einspritzpunkte so zu wählen, wie sie hier zu sehen sind. Es wurde auf beiden Seiten des Halses injiziert. „Zum Freirasieren" verbrauchte ich acht Einmalrasierer!

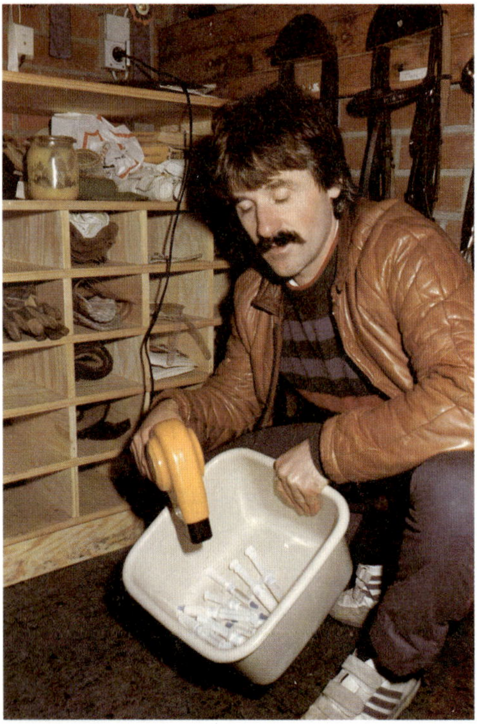

Nachdem das Pferd für die Zellimplantationen vorbereitet ist, wird das auf —80° C tiefgefrorene Zellmaterial mit einem Fön zügig aufgetaut. Dies geschieht in mehreren Etappen, da bei oftmals über 20 Zellspritzen ein zu langes Liegen des aufgetauten Zellmaterials dieses zerstören kann.

Unbedingt beachten:

Lassen Sie bitte Frischzellenbehandlung nur von erfahrenen Therapeuten durchführen. Dabei ist es völlig unerheblich, ob dies ein Heilpraktiker ist oder ein Tierarzt.

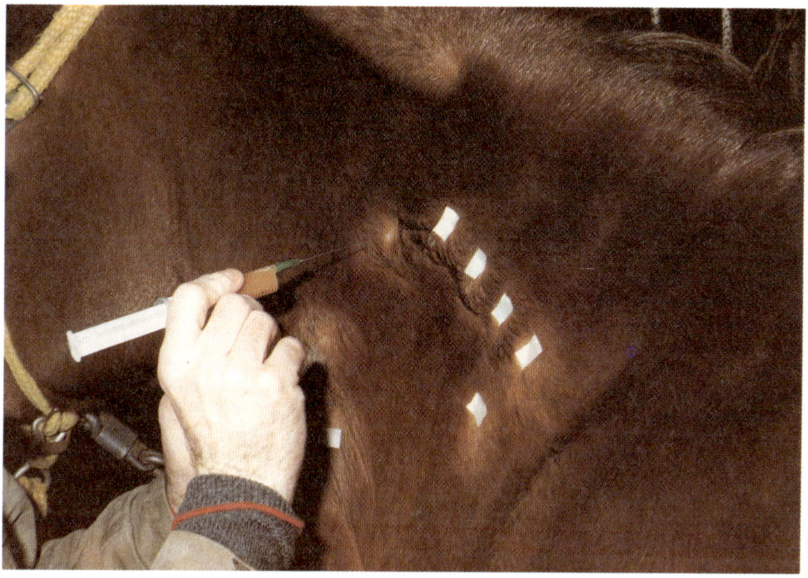

Gregor I bekommt seine 7. Injektion. Insgesamt bekam er 16 Implantate. Was ein "guterzogenes" Pferd ist, nimmt dies mehr oder weniger gelassen hin. Die Einstichstellen wurden sofort mit Pflaster abgedeckt.

"Livius" bekommt seine speziell für ihn ausgesuchten Frischzellen gespritzt. Bei einem 16 Jahre alten Pferd im Hochleistungssport muß man schon etwas regenerativ eingreifen, da bei Verletzungen die Heilungschancen durch die richtige Zelltherapie enorm gesteigert und die Regenerationszeit verkürzt werden. Wie zu erkennen ist, braucht niemand das Pferd zu halten, obwohl ich schon einige Injektionen gegeben habe (zu erkennen an den zugeklebten Einstichstellen.)

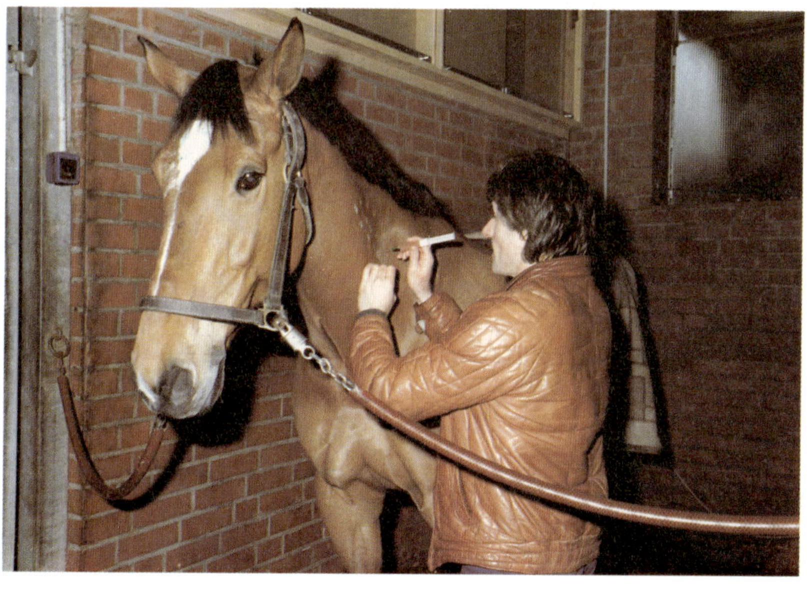

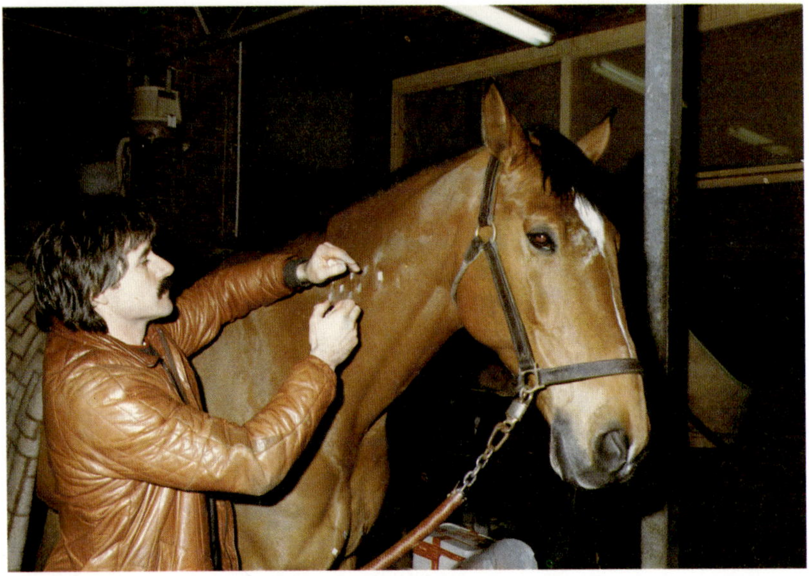

Livius hat jetzt 24 Zell-Injektionen. Ich klebe die letzte Einstichstelle zu. Man sieht aber deutlich, daß er etwas müde aussieht. Dies kommt daher, daß die erste Hälfte der Implantate schon etwas zurück liegt (etwa 40 — 45 Min. seit Beginn der ersten Spritze). Die sich oft einstellende Erstreaktion der Müdigkeit (übrigens auch beim Menschen) und damit der Wirkungsbeginn haben eingesetzt. Dies ist aber nicht immer so deutlich zu sehen!

Nach Beendigung der Zellimplantation muß das Pferd noch eine Stunde unter Beobachtung stehen. Danach sind keine Probleme mehr zu erwarten. Auf diesem Bild sieht man "Livius" müde. Er hat garantiert keine Schmerzen. Dieses Bild entstand, nachdem die Beobachtungszeit von einer Stunde zu Ende war.

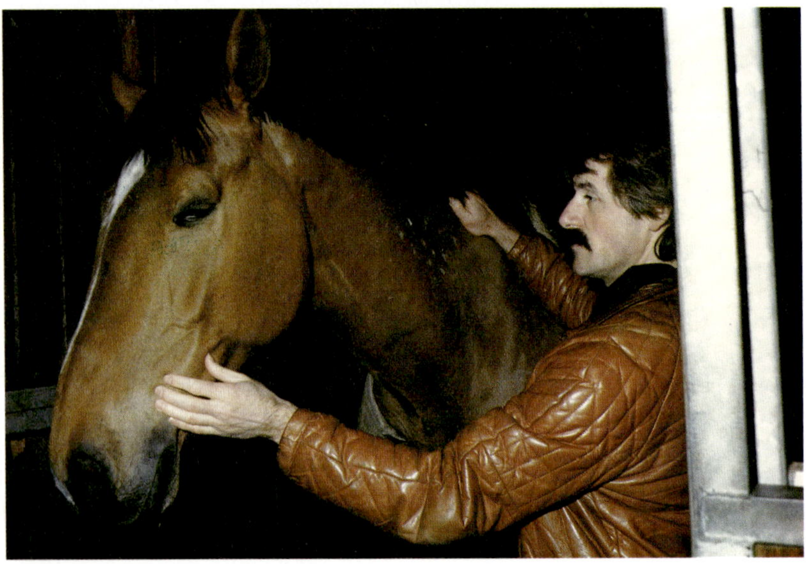

Magnetfeld-Therapie

Durch Anlegen von Magneten auf die Haut und der dort plazierten Wechselpolfelder, findet durch den Fluß des elektrisch leitfähigen Blutplasmas durch die Blutgefäße, im Bereich dieser Wechselpolfelder, eine schwingende Ionentrennung statt (sogen. **Hall-Effekt**). Es entstehen kleine elektrische Wirbelströme, die Wärme freisetzen und somit zugleich auch eine verstärkte Durchblutung produzieren mit Entspannungseffekt. Dies bedeutet, daß vermehrt Sauerstoff und Nährstoffe zur kleinsten Arbeitseinheit — der Zelle — gebracht und Schlackenstoffe abtransportiert werden können.
Gemessen wird die sogenannte magnetische Feldstärke in "Gauß".
Behandelt wird nach dem Prinzip:

> **Akute** Prozesse **täglich** in relativ **niederer** Gaußzahl und **kurzer** Therapiezeit. **Chronische** Prozesse 2 — 3 mal **wöchentlich** in **relativ hoher** Gaußzahl.

Dies ist jedoch nur möglich bei Magnetfeldgeräten mit elektrischem Anschluß und einstellbarer Feldstärke.
Ansonsten muß man sich mit der Magnetfolie begnügen, die jedoch ähnlich gute Wirkung zeigen kann. Ich arbeite mit Bioflex-Magnetfolien der Fa. Rheinmagnet GmbH aus 5206 Neunkirchen. Meiner Meinung nach sind diese Magnetfolien recht gut, ich halte die Art der Magnetisierung für besonders wirkungsvoll.
Es gibt einen Mittelpol, der von konzentrischen Ringmagnetfeldern mit abwechselnder Polarität und unterschiedlichen Polabständen umgeben ist.
Diese Magnetfeldordnung ist besonders effektiv.
Wann lassen sich Magnetfelder benutzen?
Bei **allen** Arten von Schmerzzuständen **muskulärer**, **gelenkiger** und **knöcherner** Art. (z. B. Satteldruck, Ischiasbeschwerden, Blutergüsse nach 3 Tagen — hierbei würde ich aber zunächst mit Blutegeln arbeiten — Zerrungen von Sehnen und Bändern, Anschwellen von Gelenken, Muskelverhärtungen usw.)

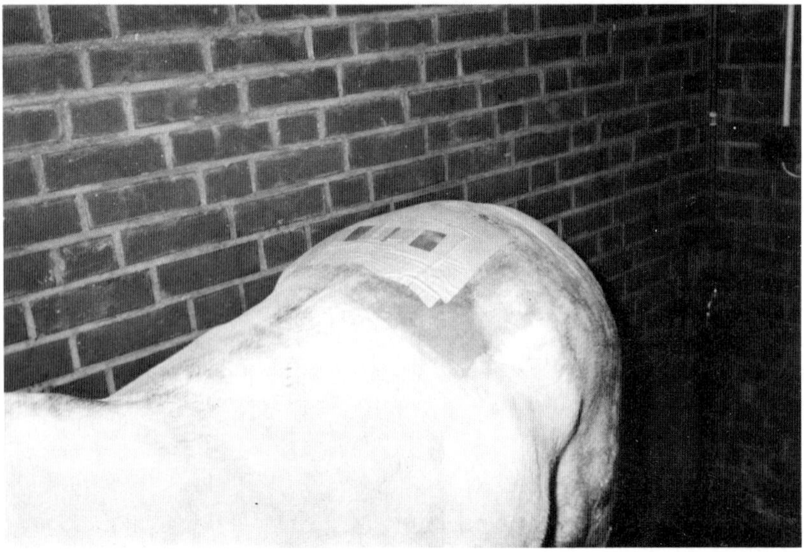

Magnettherapie bei Mr. Wingo. Das Problem war eine totale Blockierung des Lendenwirbel- sowie Darmbein/Kreuzbeinbereiches.
Als ich dieses Pferd zur Behandlung übernahm, lief es seitenversetzt; d. h., die Hinterbeine zu den Vorderbeinen in der Längsachse seitlich verschoben. Natürlich lahmte es: Beim Menschen würde ich chiropraktische Anwendungen machen. Doch beim Pferd . . . muß man sich einiges einfallen lassen.

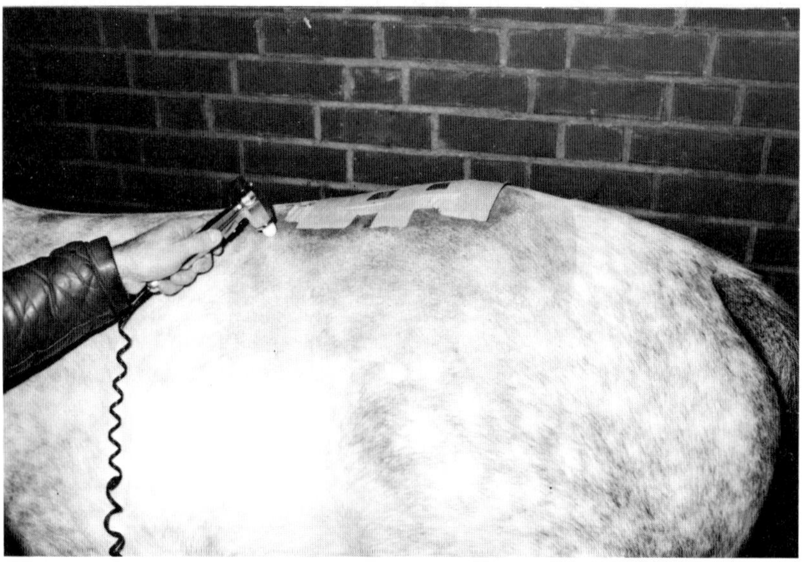

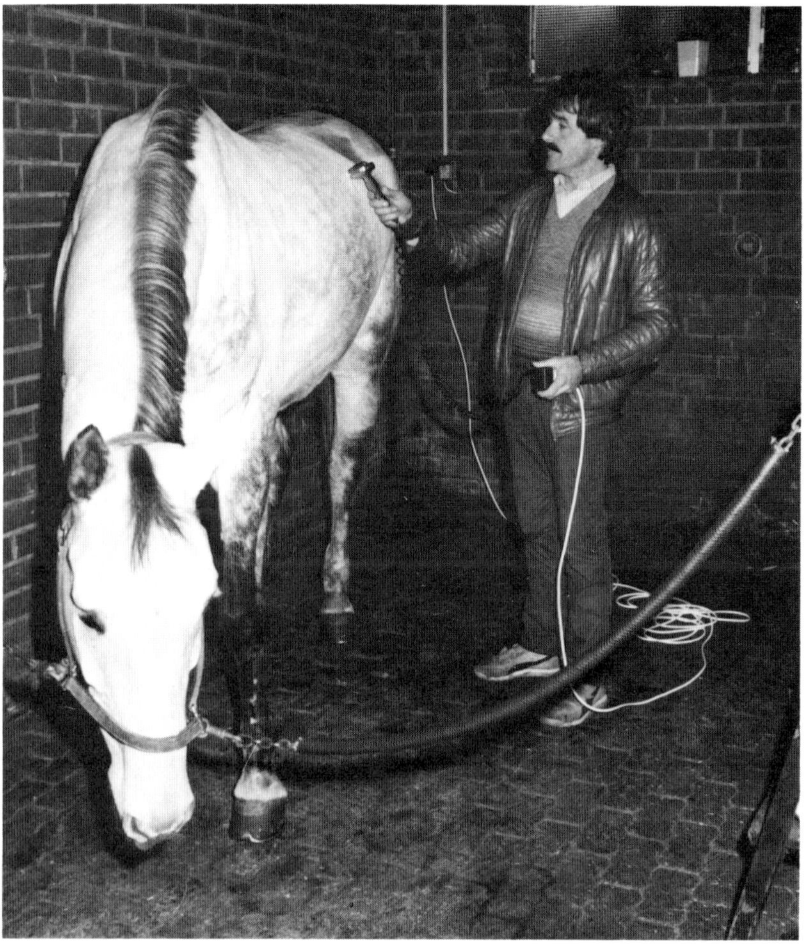

Als zusätzliche Therapie wurde unter anderem mit dem Intraschallwellengerät in einem bestimmten System gearbeitet. Mr. Wingo wird heute wieder geritten, jedoch nicht mehr im Springsport.

Laser-Therapie

Eine neuartige Therapie mit einem Mid-Laser-Gerät.
Man unterscheidet:

Soft-Laser:	Weicher gebündelter Lichtstrahl für Laser-Akupunktur brauchbar.
Mid-Laser:	Therapielaser mit mittelhartem gebündeltem Lichtstrahl für alle Muskel- Gelenk- und Hautkrankheiten einsetzbar. Die Erfolge sind im orthopädischen Bereich vielversprechend!
Hard-Laser:	Chirurgischer Laser mit hartem, gebündeltem Lichtstrahl für chirurgische Eingriffe.

Intraschall-Wellen-Gerät

Sehr gut eignet sich das Intraschall-Wellen-Gerät der Fa. Novafon in Nordhorn. Es konnten mit diesem handlichen Gerät u. a. viele Muskelverspannungen gelöst werden. Den Pferden war diese Behandlungsart recht angenehm.
Es ist allerdings zu beachten, daß man zunächst bei geräuschempfindlichen Pferden die niedrigste Stufe einstellt. Das Gerät arbeitet dann sehr leise! Pèu à pèu läßt sich das Intraschall-Wellen-Gerät stärker einstellen, wobei es jedoch auch lauter wird. Ferner sollte man während der Behandlung auf das Elektro-Kabel achten. Ein Darauftreten oder -beißen mit Beschädigung des Kabels ist für das Pferd tödlich.

Krankheiten

Orthopädie

Lahmheiten

Arthrosis deformans:

Dies ist eine **Gebrauchs-** und **Verschleißkrankheit** infolge eines **Mißverhältnisses** zwischen **Leistungsfähigkeit** und **Beanspruchung** des befallenen Gelenkes.
Es kommt zu **Veränderungen** des Gelenkknorpels an den Stellen, wo er besonders beansprucht wird. Der Knorpel verliert seine Elastizität und verfärbt sich. Umbauvorgänge in den **knorpelnahen Knochenabschnitten (Sklerosierungen)** sowie im **Knochenbau** der Gelenkknochen sind die Folge.

Ursachen:

Voraussetzung zur Entstehung einer **Arthrosis deformans** ist die **Schädigung** des **Knorpels** und der **Beweglichkeit** des Gelenkes. Ein versteiftes Gelenk wird nicht arthrotisch. Die Schädigung des Knorpels kann bedingt sein durch:

1) **angeborene Minderwertigkeit** des Knorpels (meist mehrere Gelenke)
2) **Trauma** (Verletzungen/Frakturen)
3) **Überbelastung** infolge von **Übergewicht** oder **einseitig betriebenem Hochleistungssport**
4) **Gelenkentzündungen,** die den Knorpel zerstören
5) **statische Störung,** z.B. X-Bein-Stellung oder O-Bein-Stellung, einseitige Beinverdrehung usw.

Die Ursachen wirken sich **am verhängnisvollsten** an **tragenden** Gelenken aus, also an Beinen und Wirbelsäule.

Der Befund:

Schmerzen, zuerst beim **Bewegen,** später auch in der **Ruhe, Steifheit, Spannungsgefühl, Geräusche beim Bewegen, Abmagern der befallenen Extremitäten (Atrophie), Verdickung des erkrankten Gelenkes, Bewegungseinschränkungen, Fehlstellung der Gelenke, zahlreiche Myogelosen, also Verhärtungen der zugehörigen Muskulatur.**

Behandlung:

Wärmeanwendung, z.B. **Schlammpackungen** oder **Homöopathie** (Symphytum oder Arnika), **Zelltherapie, Akupunktur, Bürstungen** (trocken oder eventuell naß), **Laufen** als leichte Rehabilitation — sich steigernd.

Kunststoffbelag zwischen Huf und Eisen zur Entlastung der Gelenke

Die meisten Lahmheiten ohne direkte Verletzungseinwirkung sind auf Reitfehler zurückzuführen — so jedenfalls ist meine Erfahrung. Ich empfinde es als enorm wichtig, daß jede Person, die reiten möchte, zunächst lernt, eine Einheit mit dem sich unter sich befindenden Pferd zu werden. Nun, das ist ganz einfach, werden Sie sagen! Ich gehe in die Reitschule und nehme ein paar Reitstunden, dann kann ich ein Pferd bewegen. Ja, das stimmt! Dann können Sie ein Pferd bewegen . . . Doch können Sie auch reiten? Reiten bedeutet, eine Einheit mit dem Pferd und seinen Bewegungen zu sein und zu spüren, was unter dem "Hintern" vor sich geht, d.h. das Gesäß empfindet den Bewegungsablauf des Pferdes. Spüren, erfassen, in sich aufnehmen, Gefühl für die Bewegung bekommen. Denken Sie daran, daß das Pferd ein empfindsames Wesen mit positiven wie auch negativen Eigenschaften ist. Sie gehen also in eine Reitschule . . . und was lernen Sie dort . . .? Natürlich ein Pferd zu bewegen. Sie lernen, wie man ein Pferd in Bewegung bringt, in Schritt, Trab oder Galopp mit allen Varianten, wie Volte, Zirkel vergrößern und verkleinern. Und sicher sagt man Ihnen auch: „Fallen Sie dem Pferd nicht ins Kreuz, das tut ihm weh!" oder: "Reißen Sie nicht am Zügel, weil es sich dann in der Trense verbeißt und hart im Maul wird! Es geht dann nicht mehr richtig am Zügel!" Aber wie sollte es auch? Es tut ja weh! Es signalisiert dauernd: "Aua", indem es nicht kaut, sich nicht entspannt, sondern verbeißt. Aber Sie sehen es nicht! Was machen Sie, statt darauf einzugehen, Ihre Hände ruhig zu halten und nicht am Maul zu reißen? Sie sagen: "Mistkerl" oder "Unwilliger Bock" usw., ziehen noch mehr an den Zügeln, nach dem Motto: "Mal sehen, wer der Herr oder die Dame im Hause ist!" Wenn das nicht hilft, gibt es ja noch die Sporen, die sicher der sich inzwischen aufgebauten Widerspenstigkeit ein Ende bereiten werden. Nein, auch das hilft auf Dauer nicht! Wir haben ja noch die Gerte, nach dem Motto: "Warte, ich werde dir deine Zicken schon austreiben!" — usw. —. Nun ist endgültig kein "Herr" und keine "Dame" mehr da; denn die tun so etwas nicht! Oder doch?

Nun, liebe Pferdefreunde, ich gehe davon aus, daß Sie so etwas nicht tun; denn Sie wissen, Sie haben ein Lebewesen unter sich, das Sie zu Ihrer Freude benutzen, und als wirklicher Pferdefreund können Sie gar nicht so empfindungslos sein. Sie wollen die Freude des Pferdes, etwas tun zu müssen, herauslocken. Sie möchten seine Mitarbeit, also machen Sie es Ihrem Vierbeiner schmackhaft! Natürlich hat Ihr Pferd mal einen schlechten Tag, so wie Sie vielleicht. Nur bitte versuchen Sie (so wie es im Kapitel Akupunktur erklärt ist) in einen energetischen Ausgleich zu kommen, seien Sie Ihrem Pferd gegenüber nicht ungerecht, da es Ihnen doch zweifelsohne ausgeliefert ist, wenn Sie schlechter Laune oder unausgeglichen sind.
Verzeihen Sie, wennn ich so tief und etwas bissig in dieses Thema eingestiegen bin. Ich weiß, es gibt viel mehr Reiterinnen und Reiter, die in Liebe zu ihrem Pferd verbunden sind als die, die hier gerade angesprochen wurden!

Nun zu Beispielen, wie eine Lahmheit entstehen kann:

Sie haben sicher schon erlebt, daß Ihr Pferd abends ganz munter in die Box gestellt wurde (Stehboxen halte ich für Tierquälerei, da das Pferd hier nicht einmal die Möglichkeit hat, sich zu bewegen, geschweige denn sich bequem hinzulegen. Unter derartigen Voraussetzungen kann man wirklich keine Freude zur Mitarbeit erwarten), und am nächsten Morgen lahmt es auf der Vorderhand oder Hinterhand, eine Verletzung ist aber nicht zu sehen!
Bei Lahmheit auf der Vorderhand sollten Sie aufmerksam die Ohrspeicheldrüse oder die Halsmuskulatur betrachten. Häufig ist eine Reizung und Anschwellung der Ohrspeicheldrüse vorhanden (finden können Sie diese zwischen dem hinteren Bogen des Unterkiefers, wo der Musculus masseter oder der äußere Kaumuskel anwächst, und dem Niederziehermuskel der Ohrmuschel oder anders gesagt: in der Furche zwischen hinterer Kieferwand und Hals). Die Anschwellung der Ohrspeicheldrüse kann durch zu starke Kopf- (Stirn-) Tief- und Seitenstellung entstehen. Diese entstandene Reizung und Anschwellung der Parotis (Ohrspeicheldrüse) vermittelt dem Pferd einen starken Schmerz. Es versucht auszuweichen, kann es aber aufgrund der Zügelhaltung nicht und verkrampft die Halsmuskulatur, deren Aufgabe es teilweise ist, die Beugung der Vorhand durchzuführen. Wenn eine schmerzhafte Verkrampfung oder Verhärtung der Vorhandbeugemuskulatur vorhanden ist, kann natürlich eine schmerzfreie Streckung der Vorhand, d.h. Dehnung der Beugemuskulatur nicht durchgeführt werden. Ebenso entsteht bei der Beugung der Vorhand ein Schmerz der Halsmuskulatur.

Therapie:

Bewegungstherapie! Zunächst am Zügel vom Boden aus — geradeaus —, dann in entgegengesetzter Richtung der Lahmheitsseite das Pferd allmählich in Dehnung der verkrampften Muskulatur und damit aus der Lahmheit herausführen. Sobald Ihnen dies gelungen ist, können Sie damit beginnen, im Schritt oder später im Trab unter gleicher Weise zu reiten. Lassen Sie den Kopf frei. Geben Sie nur leichte Zügelführungen. Danach gehen Sie langsam in die schmerzhafte Seite über, um dann im Wechsel von einer zur anderen Seite die Dehnung der Halsmuskulatur durchzuführen.
Dabei ist darauf zu achten, daß der Kopf nicht zu weit nach vorn unten gebeugt ist, sondern er muß frei, geradeaus oder etwas hochgestellt sein.
Weiche Massagen der verhärteten Muskulatur sind angebracht!

Anwendung des Intraschall-Wellen-Gerätes

Homöopathische Therapie:

Belladonna D 8 — morgens täglich 1/2 cm^3
Conium D 30 — mittags täglich 1 cm^3
Mercurius D 8 — abends 1/2 cm^3

Mit diesen drei homöopathischen Mitteln sind Sie in der Lage, die angeschwollenen Ohrspeicheldrüsen wieder in ihrer Größe zu normalisieren und den Schmerz verschwinden zu lassen.

Frakturen

Die oft im Turniersport (besonders im Spring-und Rennsport) auf die Beine wirkenden starken Kräfte können bewirken, daß es zur Knochenfissur (Knochenanriß) oder Fraktur (Bruch) kommt.
Beim Springsport ist ja bekanntlich die Belastung auf die Vorderbeine so enorm, daß es auf den Vorderbeinen zu einer starken Knickbelastung kommt. Da aber auch nach Zeit gesprungen wird und jede Sekunde kostbar ist, wird das Pferd häufig schon während des Sprunges so gebogen, daß beim Landen sehr starke Drehkräfte auf die Röhrenknochen wirken. Aber auch der Freizeitsport hat so seine Tücken! Das Gelände ist uneben und überall lauern "Stolpersteine". Da sind Wurzeln im Wald, Löcher, Maulwurfhügel mit Hohlräumen, Kaninchenbauten usw.
"Pferdefallen" mit Bruchgefahr für die Beine gibt es genug!

Häufig kündigt sich eine Fraktur mit einer Fissur an.
Ein Haarriß in der äußeren Knochenhaut, dem schmerzempfindlichen Periost, läßt das betroffene Pferd schlagartig beim Traben oder Galoppieren einen starken Leistungsabfall zeigen. Es wird langsamer, bleibt stehen und lahmt.
Sofort absteigen! Die betroffene Stelle schwillt an, ist druck-schmerzhaft und wird, verglichen mit der Umgebung, warm.
Sie sollten nun auf **gar keinen Fall** weiterreiten! Führen Sie Ihr Pferd behutsam nach Hause, geben Sie ihm die kleinste zur Verfügung stehende Box oder verkleinern Sie die vorhandene Box so, daß das Pferd nicht mehr herumlaufen kann. Halten Sie es so ruhig wie möglich.

Erste Hilfe:

Kalte Umschläge nur mit Wasser, falls Sie nichts anderes zur Hand haben.

Oder Sie nehmen **Retterspitz verdünnt** oder **Essigsaure Tonerde** mit **Arnika Ø** und **Symphytum Ø** zu gleichen Teilen gemischt und mit Wasser verdünnt, um eine unnötige Reizung durch die Essigsaure Tonerde auf der Haut zu verhindern.

Geben Sie:

	Arnika Ø	stündlich je 1 cm^3
sowie	**Symphytum Ø**	gemischt, also insgesamt
sowie	**Ruta Ø**	3 cm^3 oral.

Machen Sie einen Not-Stützverband über dem feuchten Umschlag mit langen Holzschienen oder kräftigen Stöcken, die knapp so lang sein sollen, daß sie wenige Zentimeter über dem Boden beginnen und das nächste darüberliegende Gelenk und den folgenden Knochen noch als Stütze mit einschließen. Gute, dicke Abpolsterung zwischen Schienen und Bein sowie Bandagen, mit denen die Schienen festgebunden werden, sind **dringend** notwendig.
Rufen Sie den Tierarzt, damit dieser das Bein röntgt, denn natürlich nur so läßt sich eine sichere Diagnose stellen!

Wenn nun das Pferd länger stehen muß, sollten sie **entlastende (entstauende)** Massagen an den drei anderen Beinen durchführen.
Dabei beginnt man rumpfnah und streicht Richtung Rumpf — also nach oben. Nach und nach arbeitet man sich nach unten Richtung Fuß — immer mit Streichrichtung zum Rumpf!
Automatisch erfährt das Pferd dadurch auch im erkrankten Bein eine entstauende Wirkung, wenn auch in abgeschwächter Form. Massagen fördern den Heilungsprozeß.

Die **homöopathischen** Mittel: **Symphytum, Arnika** und **Ruta** geben Sie weiter. Ab dem 3. Tag jedoch nur noch 4 x täglich je 2 cm^3 oral.
Die Heilung wird garantiert um viele Tage, wenn nicht gar Wochen, abgekürzt. Bewegen oder belasten Sie Ihr Pferd erst nach erfolgter Röntgenkontrolluntersuchung, denn erneuter Einsatz ohne Röntgenkontrolle könnte eine totale Fraktur zur Folge haben.
Ist eine Fraktur aber bereits von Anfang an vorhanden, so ist eine Tötung leider fast immer unumgänglich.

Gelenkentzündungen

Gelenkentzündungen können entstehen durch:

a) **Verletzungen** der das Gelenk bildenden Bänder, Knorpel und Knochen.
b) **Akute Infektionen, z. B. Brucellose**, benannt nach dem Engländer David Bruce, der diese kurzen unbeweglichen **Aerobier** (in Sauerstoff lebenden Stäbchen-Bakterien), fand.
c) **Infektionen von außen**, z. B. Punktieren einer Kreuzgalle.

Symptome:

Je nach Schweregrad können auftreten: Schwellung, Hitze, Berührungs- und Druckempfindlichkeit, Belastungsempfindlichkeit, Schmerz, Lahmheit.
Begleiterscheinung kann sein: **Intoxikation = Vergiftung chemischer, pflanzlicher, tierischer, bakterieller oder sonstiger Art auf den Organismus in endogener**, also von innen oder **exogener**, von außen kommender Ursache, z. B. Stichverletzung und damit verbundener Entzündung durch nach innen gedrungene Bakterien, Staub, Schmutz usw.

Therapie:

Kneipp'sche Güsse zur Durchblutungsförderung, kalte Wickel, um die Entzündung zurückzudrängen.

Hinweis:

Keine Kneipp'schen Güsse (da kalt) und kalte Wickel **zusammen** oder **dicht nacheinander** durchführen, da sonst das umliegende Gewebe zu sehr unterkühlt wird und eine Verlangsamung der Durchblutung und damit Heilungsminderung besteht. Bitte warten Sie immer, bis das benachbarte Gewebe seine Normaltemperatur wieder erreicht hat. Wenn sich der kalte Wickel durch die Hauttemperatur erwärmt hat, muß er erneuert werden. Niemals einen kalt angelegten Wickel über Stunden anliegen lassen, da der dann erwärmte Wickel die Entzündung fördert, also das Gegenteil von dem bewirkt, was er soll.

Kalte Packungen mit Lehm oder Heilerde:

Bei durch Stichverletzung, z. B. durch Kanüle, Splitter oder Insektenstiche entstandenen Entzündungen werden Packungen mit verdünntem Ledum Ø (ich benutze **1 Teil Ledum** und **3 Teile Wasser** als Mischung) angelegt. Bei durch Schnittverletzung entstandenen Gelenksentzündungen wird **Staphisagria Ø** in gleicher Weise wie Ledum benutzt, jedoch dürfte letzteres selten sein. Als Beispiel führe ich eine durch eine Operation an einem Gelenk entstandene Entzündung an, hier hätten wir eine Schnittverletzung. Da aber in der Medizin fast nichts unmöglich erscheint, möchte ich das Mittel **Staphisagria** doch richtig eingeordnet wissen. Das zuletztgenannte Beispiel wäre eine Möglichkeit zum Einsatz von **Staphisagria.**

Blutegelbehandlung:

Um die Toxinwirkung nach außen abzuleiten sowie eine Chronizität und Stoffwechselblockierung zu verhindern. Wiederholungen sind möglich.

Cantharidenpflaster:

Es werden Lymphe und Toxine nach außen abgeleitet, so daß der Lymphfluß wieder in Bewegung kommt. Wiederholungen sind erforderlich.

Baunscheidt'sches Reiz- und Ableitungsverfahren:

Wird aus dem gleichen Grunde wie Blutegelbehandlung durchgeführt. Auch hier werden Wiederholungen des Verfahrens nötig sein.

Homöopathie:

Ledum D 30:	1-2 x tägl. (morgens und abends) je 1 cm^3 bis 2 Wochen lang oral geben, dann:
Ledum LM 18:	jeden 2. Tag 1 x tägl. 1 cm^3. Dieses Mittel wird weitere 2-3 Wochen lang gegeben, danach 1 x wöchentlich 1 cm^3
Ledum D 200:	Dieses Anwendungsschema gilt, wenn die Ursachen Stichverletzungen waren.

Weitere Behandlungsmöglichkeiten:

Apis D 4:	bei **allen** Entzündungen und Schwellungen! 4 x tägl. 1 cm^3 oral
Bryonia D 4:	gegen Schmerz und Schwellung des Gelenkes, nur wenn Ruhe bessert, — sonst:
Rhus Toxicodendron:	wenn bei der **Bewegung** zunehmende Besserung eintritt. Dies dürfte aber nicht zu Beginn, sondern in den meisten Fällen gegen Beendigung und bei Ausheilung der Gelenkentzündung der Fall sein.

Ferner läßt sich über die **Homöopathie, Phytotherapie** und **Enzymtherapie** eine **anti-toxische** Behandlung verstärken, indem das Immunsystem aktiviert wird. Von der Fa. Mucos gibt es **Wobenzym.** Dieses Enzym-Präparat muß allerdings sehr hoch dosiert werden. **80** Dragees in schweren Fällen am Tag, wenn die Entzündung etwa so aussieht wie auf den abgebildeten Fotos. **Traumeel** von der Fa. Heel ist ein gutes Anti-Entzündungsmittel.

Zelltherapie:

Diese kann eingesetzt werden, wenn die akuten Entzündungen abgeklungen sind, d. h. zur Regeneration des Gelenkes, des Gelenkknorpels, der Bänder usw.

Hohle Wand

Dies ist eine Trennung von Lederhaut und der Hufwand. Falls Bakterien durch diesen Spalt nach innen dringen, kann es zur Entzündung und Vereiterung kommen. An der sogenannten weißen Linie wird sich dann der Eiter nach außen entleeren.

Therapie:

Hepar sulfuris D 6 bei **akuten eitrigen** Prozessen **stündlich** 1/2 cm^3 oral. Gibt man dieses Mittel jedoch so frühzeitig, d. h. wenn sich noch kein Eiter gebildet hat, so ist eine D 12 Potenz und höher ratsam, um eine Vereiterung zu verhüten. Diese höheren Dilutionen werden in 3 — 4 tägigem Abstand je 1 Gabe à 2 cm^3 oral gegeben.
Ist die Entzündung abgeklungen, so läßt sich durch gezielte **Zelltherapie** die Hohle Wand häufig beseitigen.

Mercurius solubilis Hahnemanni D 30 morgens und abends. 10 Tropfen verhindern in den meisten Fällen, daß es zu Entzündungen kommt.

Hufgeschwür

Ein Hufgeschwür entsteht in der Regel durch die Verletzung des Hufes mit einem spitzen Gegenstand im Bereich des Ballen oder auch Krongebietes. Der sich bildende Eiterherd drückt auf empfindliche Stellen an der Innenseite des Hufes, wie z. B. die Huflederhaut. Das Pferd beginnt empfindlich zu lahmen.
Diagnostizieren läßt sich ein Hufgeschwür mit der Hufuntersuchungszange. Sobald man mit der Zange den Punkt berührt, hinter dem der Eiterungsprozeß sitzt, wird das Pferd schmerzhaft reagieren.
Es ist jetzt Sache des Tierarztes, dem Geschwür durch einen Schnitt in die Hornschicht des Hufes eine Austrittsmöglichkeit nach außen — und somit dem Pferd eine Druckentlastung der empfindlichen Huflederhaut — zu verschaffen. Die Schmerzen lassen mit Abfluß der Eiterung nach.

Falls das Hufgeschwür noch nicht genug entwickelt, also reif für den Abfluß ist, kann man einen **heiß feuchten** Lappen mit **Retterspitz** getränkt von unten am Huf befestigen und einwirken lassen. Eine oder mehrere Wiederholungen sind angezeigt!

Wenn sich nun das Hufgeschwür nach Eröffnung nach außen entleeren kann, baden sie den Huf **2 — 3 x tägl.** in **heißem, grünen Seifenwasser (Vorsicht: Verbrennungsgefahr!!)**

Danach stopfen Sie den Eiter-Abflußkanal mit in **Retterspitz** getränktem Mull aus. Oder Sie füllen den Kanal mit **Traumeel-Salbe** der Fa. Heel und schieben ein Mullstückchen hinterher. Dies alles belassen Sie bis zum nächsten Hufbad mit grüner Seife und heißem Wasser im Abflußkanal.

Oral verabreichen Sie gleichzeitig:

Traumeel Tropfen:	3 x 3 cm^3 täglich oder Injektion in den Muskel 3 Ampullen **Traumeel** sowie 1 Ampulle **Hepar sulfuris D 4** und jeden 2. Tag zusätzlich 1 Ampulle **Pyrogenicum.** Dazu täglich:
Ledum D 30:	1 x 2 cm^3 oral. Ledum wird bei allen Stichverletzungen gegeben, seien sie durch Mücken, Fliegen, Bremsen, Nägel, Glas oder sonstwie verursacht.

Kamille hilft im Zeitraum der Eiterung **nicht** gut. Man kann sie zwar zum Ausheilen statt grüner Seife im Anschluß benutzen, ich sehe aber keinen guten Grund dafür und nenne die Kamille hier nur, weil viele Menschen glauben, mit Kamille läßt sich fast alles kurieren. Das mag in vielen Fällen stimmen, bei einer Eiterung aber ganz gewiß nicht!

Hufknorpelfistel

Dies ist eine Entzündung, häufig beginnend am Kronenrand, die aufgrund einer Verletzung, z. B. Tritt in einen Nagel, im chronischen Zustand zur Eiterfistelbildung im Hufknorpel führt. Im akuten Zustand vor der Eiterentleerung wird das Pferd verstärkt Schmerzen haben und eine damit verbundene Lahmheit, die mit abnehmendem Druck durch Eiterentleerung über die weiße Linie nachläßt, zeigen.

Therapie:

Ledum D 30:	falls Ursache Stichverletzung (angeführtes Beispiel mit einem Nagel) vorliegt, 3 x täglich 1 cm^3 oral.
Arnika D 4:	stündlich 1/2 cm^3 oral, bei Anfangsschmerz, als Verletzungsfolge und Durchblutungsförderung.
Hepa sulfuris LM 18:	wenn noch keine Eiterung im Anfangsstadium vorhanden ist. Bei Beginn der Vereiterung läßt sich eine Beschleunigung und Eröffnung des Eiterungsprozesses mit der D 4 — D 8 Potenz erreichen.
Myristica sebifera D 2 — D 6:	stündlich 1/2 cm^3. Dieses Mittel wird auch als **homöopathisches Messer** bezeichnet. Es läßt alle Eiterungen reifen und öffnet sie nach außen in kürzester Zeit. Ferner kann dieses Mittel in fortgesetzter Gabe eine Ausheilung bewirken.
Mercurius solubilis Hahnemanni D 30:	3 x tägl 1 cm^3 oral, um eine Eiterung zu verhindern.

Zusätzlich ließen sich täglich 4 cm^3 **Traumeel** der Fa. Heel nützlich injizieren.

Silicea D 3 — D 30: Alle Potenzen sind wirksam. Je chronischer der Prozeß, desto höher die Potenz. Silicea ist eines der wichtigsten Mittel bei Eiterungsprozessen. Jedoch wird Silicea nicht auf dem Höhepunkt des Eiterungsprozesses wirken, sondern wenn sich dieser nach außen eröffnet hat und sich eine schlechte Heilungstendenz aufgrund von Bindegewebsschwäche zeigt.
Baden Sie den betroffenen Huf in **grüner Seife** zur besseren Eröffnung und vor allem Entleerung dieser Hufknorpelfistel.
Sie nehmen einen Plastikeimer, geben 'Grüne Seife' und **heißes** Wasser hinein. In diesen Eimer stellen Sie den Huf 2 x tgl. 20 Min. **Vorsicht! Keine Verbrennungen bitte!**
Danach, und jetzt gebe ich einen sehr guten Tip meiner geschätzten Kollegin Frau Susanne Jäger aus Cadenberg/Wingst, weiter, reinigen Sie die Fistel mit einem neuen und mit sauberem Mull umwickelten Pfeifenreiniger, dieser eignet sich durch seine passende Spitze und Kratzer besonders gut dazu. Danach geben Sie **Traumeel**-Salbe in diese Fistel und verschließen sie mit ebenfalls sauberem Mull (Tamponade!), das Pferd kann darauf stehen. Diese Tamponade hält und fällt nicht heraus. Vor dem nächsten Fußbad muß die Tamponade selbstverständlich entfernt werden, um sie anschließend wieder zu erneuern.

Hufkrebs

Bei diesem Thema sehe ich mich veranlaßt, darauf hinzuweisen, daß ich meiner Meinung nach das sogenannte Matratzenlager nicht für gut heißen kann.

Vorteil eines Matratzenlagers:

a) Sparen von Einstreu und damit Kosten
b) verstärktes Wärmelager im Winter
c) weicher Untergrund

Nachteile:

Feuchtes, toxisches Lager und dadurch Ammoniakgeruch!
Dieser bewirkt aufgrund seiner stechend riechenden Reizbarkeit verstärkten Tränenfluß sowie Schleimhautreizungen in den Atemwegen. Es kommt zur Entzündung der Bronchien (Bronchitis), Lungenentzündung (Pneumonie), Lungenödem und dessen Folgen, Augenbindehautentzündungen (Conjunctivitis) und deren eventuellen, späteren Folgen von Augenkrankheiten, z. B. Hornhauttrübung. Ferner, und das ist der eigentliche Grund, warum ich das Matratzenlager erwähne: Die Folgen im Laufe der längeren Anwendung einer solchen Einstreu sind, daß die Hornschicht des Hufes erweicht wird und die im Matratzenlager verstärkt auftretenden Keime und Bakterien dringen durch die erweichte Hornschicht in den Huf. Es kommt zu Entzündungen und kann eben auch zu chronischer Vermehrung des hornbildenden Gewebes und zur sogenannten Verkäsung, also nekrotischem Gewebe in den unteren Substanzen des Strahles führen, während sich die obere Schicht immer mehr ablöst.

Therapie:

Änderung des Untergrundes in ein sauberes, trockenes Stroh- und Hobelspänelager. Keine Sägemehl- oder Torfbenutzung, denn beides staubt!

Kneipp'sche Güsse in kleinem Aufbau, d. h. alle 4 Beine.

Reizung des Kronrandes durch **Reizöl** oder **Reizsalbe.** Auch eine Stichelung mit dem **Baunscheidt-Gerät**, aber **ohne** anschließende Reizzusätze (z. B. Reizöl), da sich sonst das Fell ablöst und eine zusätzliche Eintrittsquelle für Keime und Bakterien durch den Untergrund entsteht. Die Reizung des Kronrandes bewirkt eine verstärkte Durchblutung des Hufes und damit Förderung der Heilung.

Homöopathie:

Silicea D 3 — D 30:	Als Bindegewebemittel und somit zur Heilung und Festigung des Hufes.
Zelltherapie:	Zur Regeneration des Hufes sowie Härtung und Wachstumsbeschleunigung sind damit möglich, außerdem wird mit der Zelltherapie der Gesamtstoffwechsel gefördert.
Echinacea:	Ø = Urtinktur, 2-3 x tägl. 4 cm^3 zum Aufbau des Immunsystems.

Hufrehe oder Hufverschlag oder Huflederhautentzündung

Alle drei Namen bezeichnen die gleiche Krankheit. Es können Vorder- und Hinterbeine befallen sein. In vielen Fällen hat es bakterielle Ursachen. Jedoch sind Ernährungsfehler wohl am häufigsten zu finden. Eine Überfütterung mit Roggen, nicht abgelagertem Getreide oder zu fetten Weiden sind wohl als Hauptfehler zu sehen.
Das Tier empfindet in den betroffenen Hufen starke Schmerzen. Wenn das Pferd liegt, mag es nicht aufstehen. Sind die Vorderhufe betroffen, schiebt es diese weit nach vorn und entlastet die Vorderbeine mit weit unter den Körper gezogenen Hinterbeinen. Außer Schmerzen sind durch die Entzündung (toxische Belastung des Organismus) Schweißausbrüche, Herzangst und damit auch beschleunigter Puls und höher frequentierte, flache Atmung festzustellen. Man nennt dies auch Todesangst.

Therapie:

Ernährung korrigieren! Stark eiweißhaltiges Futter weglassen, da bei weniger Belastung auch nur eiweißärmeres/reduziertes Futter gefüttert werden darf.

Homöopathie:

1) **Hauptmittel: Sofort Aconitum D 30:** 1 cm^3, danach in einer weiteren Stunde 1/2 cm^3 und solange **stündlich** 1/2 cm^3 wiederholen, bis der Puls langsamer wird, der Blick des Pferdes nicht mehr verängstigt aussieht, und somit die Todesangst nachläßt. Gleichzeitig kann ein warmer Schweiß ausbrechen, der das Pferd angenehm entlastet. Dies bedeutet auch, daß die Toxinwirkung am Herzen zurückgeht.

2) Als weiteres Mittel gilt **Belladonna D 6**, stündlich 1/2 cm^3. Das Fieber, das ja bei jeder akuten, schweren Entzündung meist hoch vorhanden ist, wird weiter unterstützend zu **Aconitum Napellus** gesenkt. Ferner lassen bald die starken Schmerzen nach. Sobald das

Fieber gesenkt ist, die Herz- und Atemfrequenz reduziert sind, wird Aconitum wieder abgesetzt. Wenn der Schmerz nachläßt, wird Belladonna abgesetzt. Zur verstärkten Durchblutung — und damit Heilung — sind unter anderem angezeigt:

a) **Kneipp'sche Güsse** (Anwendung siehe unter Kapitel **Kneipp'scher Guß)** an allen vier Extremitäten. An den Vorderbeinen bis Vorderfußgelenk, an den Hinterbeinen bis Sprunggelenk.

b) **Baunscheidt'sche Reizung** des Kronenhalses mit Baunscheidt'schem Hautreizöl, jedoch ohne Reizung mit Stichelgerät. Dies wäre sicher an der betroffenen Stelle schmerzhaft.

c) **Intraschallbehandlung** mit Intraschall-Tiefenschwinggerät.

d) **Zelltherapie** für die Regeneration, wenn die akute Entzündung zurückgegangen ist. **Nie in akut entzündlichem Zustand Zellen spritzen lassen. Dies kann tödliche Folgen haben! Schockgefahr!**

Hufrollenentzündung

Hier handelt es sich um eine Entzündung des **Schleimbeutels (Bursitis)** der tiefen Beugesehne am Ansatz des von ihr beanspruchten Knochens des **Os Naviculare (Kanbein).**

Verlaufsform

Kann **akut** wie chronisch **serös, vibrinös, eitrig** oder auch in schwerstgradiger Form **nekrotisierend** sein **(Bursitis destruens).**

Ensteht durch örtliche Infektionen oder auch stumpfe Traumen sowie bei degenerativen Prozessen in den Nachbargebieten. Stumpfe Traumen können auch durch starke Überbelastung, z. B. beim Springpferd an den Vorderhufen, entstehen. Das Pferd lahmt, hat also Schmerzen. Es belastet nicht mehr den ganzen Huf, sondern steht bei den betroffenen Hufen auf den Zehen und läuft dort verlangsamt. Durch diese Fehlbelastung entsteht ein zusätzlicher Schmerz. Da ja durch Überbelastung unter anderem die Hufrollenentzündung entstehen kann, ist es logisch, daß die Ruhe das Krankheitsbild lindern und bessern wird, also heißt unser erstes homöopathisches Mittel:

Therapie:

Homöopathie:

Echinatruw:	4 x 50 Tropfen oral zum Aufbau des körpereigenen Abwehrsystems
Ruta graveolens D 3:	3 x tägl. 1 cm^3 nach dem Fressen oral — bei Überanstrengung der Knochenhaut. Da ja die Beugesehne in die Knochenhaut des Kanbeines einwächst, entsteht dort eine starke schmerzhafte Reizung.

Arnika D 2:	1 cm^3 vor dem Fressen oral fördert die Durchblutung, gegen Schleimbeutelentzündung (Bursitis) Zerschlagenheitsgefühl.
Bryonia D 30:	morgens und abends je 10 Tropfen oral. Bryonia wird immer dann eingesetzt, wenn die Ruhe eine Verbesserung der Beschwerden bewirkt. Dieses Mittel wirkt sich hier positiv aus.
Mercurius solubilis Hahnemanni D 8:	3 x tägl. 10 Tropfen oral. Angezeigt bei Knochenhautentzündung sowie Reizung.
Apis mellifica D 3:	4 x tägl. 20 Tropfen Die Honigbiene eignet sich bei Reizungen der Knochenhaut mit Anschwellung des umgebenden Gewebes.
Calcium fluoricum D 30:	morgens und abends je 1 cm^3 oral. Knochenhautveränderungen an betreffender Reizstelle, wo die Beugesehnen in die Knochenhaut des Os naviculare reicht. Dieses Mittel soll u. a. auch Exostosenbildung (zusätzliche Knochenbildung) verhindern.

Vorbeugende Maßnahmen können sein:
Täglich **Kneipp'sche Güsse** an den Beinen zur Förderung der Durchblutung und damit auch zur Kräftigung des Gewebes.

Kunststoffbelag zwischen Huf und Eisen für weicheren, gewebeschonenden Tritt.

Zelltherapie: Eine gute Therapie mit hoher Erfolgsquote.

Kreuzgalle

Dies ist eine Schwellung mit serösem Inhalt.

Vorkommen

Die Hauptschwellung ist meist an der vorderen Seite des Sprunggelenkes, aber auch der Fußwurzelgelenke möglich. Es kann noch zu zwei weiteren, ödematösen Schwellungen, je eine an der hinteren äußeren, wie an der hinteren inneren Seite kommen. (Also die Hauptschwellung an der anterialen, die zwei Neben- oder kleineren Schwellungen an der prostereor-lateralen und prostereor-medialen Seite). Drückt man auf eine dieser Schwellungen, so läßt sich das Sekret auf die beiden anderen verteilen. Leider ist bei Nachlassen des Druckes die Galle wieder vorhanden.

Symptome

Schmerzen können bei Belastung vorhanden sein, wenn eine Entzündung vorliegt. Bei jeder anderen Ursache jedoch (z. B. Stoffwechselstörung des Gelenkes — pauschal gesagt) wird wahrscheinlich kein Schmerz vorhanden sein.

Therapie:

Sind keine Schmerzen vorhanden oder vergrößert sich die Kreuzgalle nicht zusehends, sollte man von einer Behandlung absehen.

Ansonsten:

Bryonia D 4: bei Schmerzen in der Bewegung und Entzündung des Gelenkes.

Apis D 6: ist bei Entzündungen mit Schwellungen angezeigt.

Ruta D 6: als Verletzungsfolge durch Quetschungen, Zerrungen, Schlag, Sturz oder Distorsionen (Überdrehungen) des Gelenkes, Periostes, Knochens oder Bandapparates.

Punktion der Kreuzgalle sehe ich aufgrund der Gefahren möglicherweise erhöhter, schwer reparabler Folgeentzündungen des Gelenkes als unsinnig an. (Ergebnis siehe Bild):

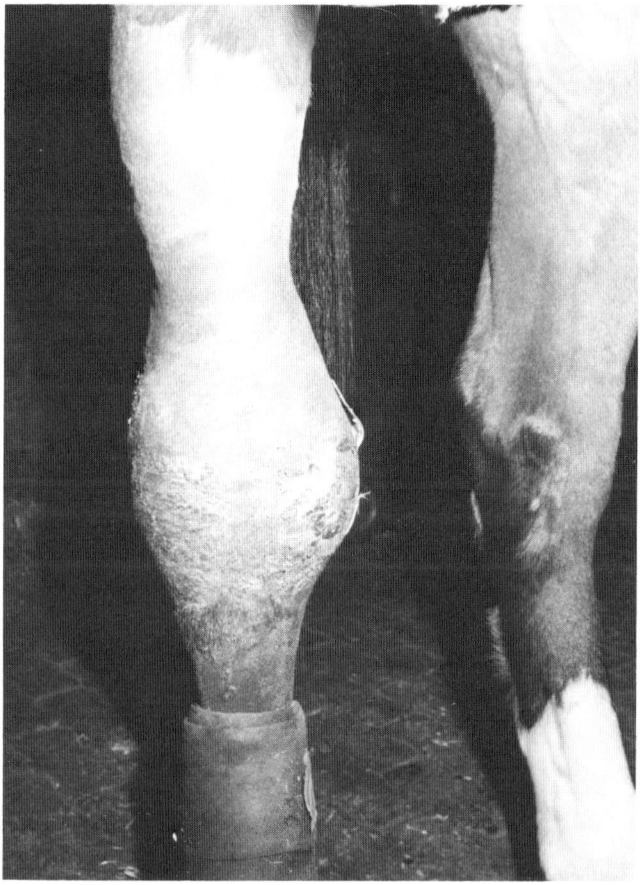

Bei jeder Art des Einstiches einer mit einem Gelenk verbundenen Stelle, wie z. B. Kreuzgalle, ist die Einstichstelle vorher freizurasieren, es besteht sonst die Gefahr der Infektion, und deren Folgen stehen in keinem Verhältnis zur bezweckten Sache, z. B. Punktion der Kreuzgalle. Ein Einspritzen von **Cortison** ist deshalb **abzulehnen**, da es eine Zellstoffwechselstörung des Gelenkes produziert und Therapierung mit Homöopathie fast unmöglich macht.

Leist, Schale, Ringbein

Unter diesen drei Begriffen versteht man knöcherne Auftreibungen durch Überbeanspruchung an den Ansatzstellen von Sehnen und Bändern im Bereich des Huf-, Kron- und/oder Fesselbeines.
Bei großer Dauer-Überbelastung kommt es zu Reizungen an den genannten Sehnen und Bänderansätzen, und die Knochenhaut entzündet sich an diesen Stellen. Diese Reizpunkte schwellen an, werden spürbar warm und sind schmerzhaft. Der akute Reiz- und Entzündungszustand wird bei Nichtbehandlung chronisch mit zunehmender Knochenwucherung. Jetzt behindert die sich bildende Knochensubstanz die freie Leichtgängigkeit der Sehnen und Bänder in ihren zugeordneten Bahnen sowie die Beweglichkeit der nahegelegenen Gelenke. Lahmheit und Steifigkeit sind die Folge.
Worin besteht aber nun der Unterschied zwischen Leist, Schale und Ringbein?
Bei Leist handelt es sich um eine einseitige Knochenveränderung entweder an der Innen- oder Außenseite des Beines.
Bei der Schale liegt das Problem beidseitig, und beim Ringbein findet eine zirkuläre Knochenneubildung statt.

Therapie

Zunächst darf das Pferd nicht mehr belastet werden. Jedoch wäre auch totale Ruhe in der Box pures Gift. Es käme zu Lymphstauungen, Durchblutungsstörungen an den Beinen und Steifigkeit. Die Muskeln, die mit den Sehnen verbunden sind, verlören durch Inaktivität an Elastizität und verkürzten sich, d. h. sie würden fest werden und bei Bewegung an den Sehnen reißen. Damit würde der Reiz- und Entzündungszustand am Sehnenansatz zur Knochenhaut verstärkt. Eine korrekte Hufstellung ist ganz wichtig, und daher sollte der Schmied, wenn nötig, immer wieder vorsichtige Korrekturen durchführen. Vor allem die Trachten dürfen nicht zu hoch sein, damit die Sehnen entlastet werden.

Therapiemöglichkeiten:

Homöopathie
Es sind hier die Hauptmittel zu nennen.

Arnika D 5:	mindestens 4 x tägl. 1 cm^3 oral, am besten **stündlich** eingeben. Arnika fördert sehr stark die Durchblutung, setzt damit gleichzeitig den Schmerz herunter und ist somit maßgeblich am Heilungsprozeß beteiligt.
Ruta D 3:	gilt als zweites Hauptmittel. Bei allen Reiz- und Entzündungserscheinungen an Sehnen, Bändern und Gelenkknorpeln ist es das Heilungsmittel schlechthin. Dosierung wie bei Arnika. Es folgt auch gut auf Arnika, so daß Sie nach 3 — 4 Tagen Arnikagaben solo mit Ruta nachziehen können.
Bryonia D 4:	Schmerzen bei der Bewegung. Rhus toxicodendron, das Ähnlichkeiten mit Bryonia aufzeigt, wäre falsch, weil Rhus tox angezeigt ist bei Schmerzen in der Ruhe. Bei diesem Krankheitsbild herrscht aber eindeutig Schmerz in der Bewegung vor. Die Dosierung liegt bei 3 — 4 x tägl. 2 cm^3 oral.
Acid. formicicum D 6 1 Ampulle + Procain 1%ig 3 cm^3	als Mixtur an die Schmerzstelle injiziert wirken oft Wunder. Der Heilungsprozeß wird stark beschleunigt. Man könnte es als eine Art Neuraltherapie bezeichnen. Dieses sollte man jeden 2. Tag wiederholen, bis die Schmerzen nachlassen. Besonders gut geeignet für den chron. Zustand.

Traumeel + Zeel: der Fa. Heel sind ebenfalls wie vorgenannte Möglichkeit brauchbar.

Weiter sind empfehlenswert mit guter Aussicht auf Erfolg:

Zusätzliche Umschläge oder Packungen mit **Retterspitz** der Fa. Retterspitz, ein altes Mittel, aber hervorragend bei allen möglichen Arten von Entzündungen (Kaltanwendung). Sobald eine Erwärmung des Umschlages oder der Packung eingetreten ist, muß sie entfernt und eventuell gleich wieder erneuert werden (etwa **drei** Anwendungen in Folge reichen pro Tag.) Achten Sie jedoch auf die Beschreibung, da das Mittel unverdünnt bei empfindlichen Pferdebeinen sehr stark reizen kann. Von der Therapie her gesehen hat dieses zwar keinen Nachteil, jedoch ist es für das Pferd nicht unbedingt angenehm. Retterspitz kann im **akuten** wie im **chronischen** Zustand hervorragende Wirkung entfalten.

Kneipp'sche Güsse (kalt), immer alle vier Beine, fördern durch reaktive Hyperämie (siehe Kapitel Kneipp'sche Güsse) die Durchblutung. Beachten Sie bitte auch die Möglichkeiten des **Cantharidenpflasters** (siehe Kapitel Cantharidenpflaster), ein **Ableitungsverfahren** von großer Güte.

In die gleiche Richtung wirkt das **Baunscheidt'sche Reiz-** u. **Ableitungsverfahren** (siehe entsprechendes Kapitel). Jedoch reizen Sie nicht mehr als nötig ist. Falls das Fell sich löst, so macht das gar nichts. Es wird keine zusätzliche Infektion entstehen, wenn Ihr Pferd nicht gerade im Stalldung steht. Das Baunscheidt'sche Reiz- und Ableitungsverfahren eignet sich ganz besonders bei **chronischen, resistenten** Zuständen, die aber niemals durch biologische Therapie in diesen schwer therapierbaren Zustand gekommen wären. Ein chronisches Siechtum erreichen Sie immer auf Dauer durch falsche Behandlungen, durch Stoffwechselblockierungen, auch dann, wenn scheinbar alles wieder gut aussieht und in Ordnung zu sein scheint. Verlassen Sie sich darauf, es ist es nicht. Das Problem kommt früher oder später wieder... dann verstärkt.

Ich warne vor Cortisonbehandlungen! Cortison ist solch ein Systemblockermittel, und ergibt eine schnelle, scheinbare Heilung, aber eben nur scheinbar. Ein Stoffwechselgeschehen in seiner Feinstruktur können Sie nicht sehen. Wenn das nicht mehr funktioniert, nehmen Sie die Basis jeder Heilung! Damit können nur unaufgeklärte Menschen arbeiten, und dann muß man hier sagen **... denn sie wissen nicht, was sie tun!**

Sobald die Entzündungen abgeklungen sind, kann man eine **Zelltherapie** zur **schnellen** und **besseren Regeneration** und **Rehabilitation** einsetzen. Ein spezielles Aussuchen der Zellen ist erforderlich. Denken Sie dabei immer auch an die Entgiftungsfunktion der Leber. Fördern Sie dieses Organ. Es ist wichtig für den Gesamtstoffwechsel — und der ist gefragt! Alles andere bedeutet ein Dividieren des Organismus in Einzelteile und dadurch zwangsläufig Einleitung einer Fehlbehandlung.

Beginnen Sie entsprechend **langsam** mit dem **Bewegungs-** und **Lauftraining**, umso schneller erholt sich Ihr Pferd und umso **beständiger** im positiven Sinne ist das Ergebnis.

Muskelatrophie

Muskelatrophie ist ein **Muskelschwund**. Der Muskel nimmt in seinem Umfang sowie in seiner Leistung ab.
Ursachen können verschiedener Art sein. Am häufigsten ist wohl die **sekundäre Muskelatrophie** zu finden. Es handelt sich um eine **Leistungsminderung, Ausfall** oder **Zerstörung** des dazugehörigen zweiten motorischen **Neurons (Neuron = Nervenschaltzelle)**. Dies könnte der Fall sein bei **Stoffwechsel-** oder **toxisch** bedingten **Polyneuropathien** = teils entzündliche, teils degenerative Erkrankung von peripheren Nerven, also Nerven, die z. B. einen Muskel versorgen und ihn zur Aktivität anregen (motorischer Nerv) oder sensibel, z. B. Schmerzempfindung (sensibler Nerv). Eine andere Ursache ist die **schmerzhafte Muskelentzündung (Myositis)**. Der Muskelbau erscheint zunächst verhärtet. Ursachen können unter anderem hier Infektionskrankheiten sein.

Therapie

Durchblutungsförderung mit kurzen Kneipp'schen Güssen, Durchblutungsförderung und Muskelreizung durch leichte, klatschende Schläge mit der hohlen Hand auf entsprechend geschwächte Muskeln.

Homöopathie

Gelsemium D 6: Dosierung 4 x tägl. 1 cm^3. Allgemeine Schwäche und Lähmigkeit sowie Schmerzen, zittrige Schwäche: Bewegung, Sonne und feuchtes Wetter verschlimmern.

Plumbum C 30: 3 x tägl. 10 Tropfen. Bei lokaler Muskellähmung mit Schmerzen der Gliedmaßen.

Curare D6 (südamerikan.-indianisches Pfeilgift):	3 x tägl. 10 Tropfen. Bei Steifheit und Ziehen der Muskeln, Schwere und Zittern der Glieder.
Abrotanum D 12:	3 x tägl. 10 Tropfen. Bei Abmagerung trotz guten Appetits, besonders an den Beinen.
Thallium D 12:	morgens und abends je 8 — 10 Tropfen. Bei starker Abmagerung und Mattigkeit, besonders befallen sind die Beine, bis Atrophie mit starken einschießenden, bohrenden, reißenden oder brennenden Nervenschmerzen. Verschlimmerung ist in der Bewegung zu beobachten.

Brauchbar sind ebenfalls **Schlangengifte**, so z. B.:

Horvi-Ammodytis-Reintoxin:	3 x wöchentlich 1 ml + 1 ml Vitamin B 1 sowie 1 ml Vitamin B 6 als Mischinjektion intramuskulär geben. Dazu:
Horvi-Nukleozym-Comp. 4:	3 x tägl. 10 Tropfen oder 1 knapper cm^3 perlingual, also ins Maul, dazu:
Horvi-Curare-Borneo und Horvi-Crotalus-Reintoxin:	3 x wöchentlich je 1 ml als Mischinjektion intramuskulär geben, dazu:
Horviton:	3 x tägl. 3 Dragees, am besten gibt man diese Dragees eingepackt in etwas Brot.

Häufig mache ich auch ein paar schwache **Baunscheidt'sche Reizungen** auf die betroffenen Muskelpartien, um eine bessere Durchblutung und Reizaufnahmebereitschaft zu erhalten. Dieses hat sich schon sehr oft positiv ausgewirkt und ist bewährt. Bei einer derartigen Behandlung ist es besser, sich aber nur auf eine Nadelreizung ohne Öl zu beschränken, da das Fell nicht abgehen soll!
Eine ausgeklügelte **Zelltherapie** ist ebenfalls eine häufig wirksame Therapiemethode, dazu kommt zum Abschluß generell ein langsamer, regenerativer Aufbau der Muskulatur und Bewegung.

Periostitis (Knochenhautentzündung)

Periost = Knochenhaut (jede Endung mit . . .itis = Entzündung)

Ursachen können sein:

Schlag durch Unfallverletzung beim Springen (z. B. Querstange gegen die Beine).
Erschütterungen bei jungen Rennpferden (also frühe Überbelastung). In diesem Falle ist es meist das Os Metacarpale III (3. Metacarpal-Knochen) sowie das Periost des Fesselgelenkes.

Symptome

Hitze, Ödeme (Schwellungen), Druckschmerzempfindlichkeit, teilweise Bildung von neuen knöchernen Substanzen (Exostosen) der gereizten Knochenhaut.

Therapie

a) **Kneipp'sche Güsse**, danach
b) **gut warm/gut kalt Wechselwaschungen** (mit warm beginnen und mit kalt enden)
c) **gut warme Heilerde** oder **Lehmpackungen** (siehe Kapitel Wickel), täglich 1 - 2 x wechseln, doch so lange warten, bis die Heilerde oder der Lehm angetrocknet sind.

Bei **manifesten Ödemen** (älteren Verletzungen) ist eine Blutegelbehandlung angezeigt (siehe Kapitel **Blutegelbehandlung**). **Vorsicht: Blutegel niemals auf Gefäße setzen!**

Weitere Therapiemöglichkeiten sind:

Baunscheidt'sches Reizverfahren (siehe Kapitel **Baunscheidt'sches Reizverfahren).**

Zelltherapie für hervorragende Regeneration

Homöopathie: **sofort** Arnika D 4 stündlich 1 cm^3 ins Maul geben.

Hauptmittel: **Ruta D 30: 3 x täglich 1 cm³.**

Ruta ist das Hauptverletzungsmittel bei allen Periost- und Knochenverletzungen sowie Band- und Sehnenansätzen. Man benutzt es bei Folgen von Quetschungen, Schlag, Sturz, Zerrungen, Distorsionen, bei Folgen von Überanstrengung, Zerschlagenheitsgefühl und Lahmheitsgefühl, allerdings ist hier auch Arnika in Betracht zu ziehen. Da haben wir **Besserung bei Bewegung** und **in Wärme, Verschlimmerung** durch **Nässe** und **Kälte.**

Rhus toxicodendron wird als nächstes Mittel benutzt in der Potenz D 6, bei **Besserung in der Bewegung** (siehe Ruta). Dies ist häufig der Fall! - Man sieht oft, daß bei Bewegungen des Pferdes die nach Verletzungen auftretenden Stauungen nachlassen. In diesem Fall ist Ruta und vor allem **Rhus toxicodendron** angezeigt. Man gibt **Rhus toxicodendron** bis zur Ausheilung.

Ein weiteres Mittel ist **Symphytum**. Symphytum läßt sich ebenfalls einsetzen bei allen Verletzungen im Knochen-, Knorpel- und Periostbereich. Ebenfalls ist es gut für die Callusbildung; es **kräftigt** die **Bänder**, die **Sehnen**, es hilft bei **Kapselschäden**, bei allen sogenannten **stumpfen Traumen**, also auch der Aufprall einer Stange an die Vorderbeine sowie bei der Rückbildung von **traumatischen Exostosen, (= neuer Knochenanbau.**) Es ist anzumerken, daß bei Fohlen Symphytum nicht angezeigt ist, da Symphytum den sogenannten Epiphysenschluß zu schnell bewirkt, die Epiphyse ist der Teil, an dem der Knochen seinen Wachstum ausdehnen kann. Ferner ist anzumerken, daß im Mittelgebirge oder Gebirgsländern Arnika manchmal eher angezeigt ist als Symphytum, da dieses Mittel eine Sumpf- und Moorpflanze ist und eigentlich mehr im norddeutschen Flachland vorkommt, während Arnika eine Pflanze ist, die im Bereich des Alpenlandes wächst, also in höher gelegenen Gegenden.

Magnetfeld-Therapie

Im **akuten Zustand** täglich 5 — 10 min. mit niederer Gaußzahl, im **chronischen** Zustand 1 — 2 x wöchentlich à 20 min. mit hoher Gaußzahl.

Piephacke

Eine Piephacke entsteht durch einen heftigen Stoß oder Schlag auf den Fersenhöcker oder auch durch ständiges Stehen auf hartem Boden (zu wenig Einstreu!), mit darauf folgender Anschwellung eines dort sich befindenden Schleimbeutels.
Die Therapie ist nicht einfach!

Versuchen Sie es mit

Ruta Ø und
Symphytum Ø: 3 x tägl. 2 cm^3 oral.
Ferner **Injektionen** mit **Traumeel** und **Zeel** in 1 Spritze tägl. an die Basis des Schleimbeutels an wechselnde Punkte.

Eine weitere Möglichkeit bietet das **Infrarot-Therapie-Lasergerät**, das die Eigenschaft besitzt, eine normale Zellfunktion wieder herzustellen. Therapeuten, die ein solches Gerät besitzen, kennen die Einstellzeit.

Ich empfehle drei Punkte:

1. Punkt: direkt auf die Mitte der Anschwellung
2. Punkt: von oben zur Mitte gerichteter Strahl
3. Punkt: von unten zur Mitte gerichteter Strahl

Am nächsten Tag die Punkte 2 und 3 von vertikal nach horizontal oder gar quer mit Strahlrichtung zur Mitte.

Behandlungsdauer: pro Punkt 3 Minuten

Einstelldosis: Stufe 5 auf Punkt 1
Stufe 3 auf die Punkte 2 und 3

Retterspitz-Umschläge werden in der Anfangsphase der Piephacke ein gut helfendes Mittel sein, und auch bei fortgeschrittener Piephacke ist es auf alle Fälle einen Versuch wert.

Reizungen und Entzündungen der Beugesehnen und deren Sehnenscheiden

Reizungen und Entzündungen der Sehnenscheiden entstehen dadurch, daß die Sehnen in den Sehnenscheiden durch Beugen und Strecken derselben mehr hin- und herbewegt werden als die Sehnenscheiden in der Lage sind, Flüssigkeit zu produzieren, um ein Heißlaufen der Sehne zu verhindern.

Symptome

Betroffene Stellen fühlen sich warm bis sehr warm an. Bei längeren Reizzuständen oder auch Verletzungen der Sehnen entstehen kleinere bis mittlere Blutergüsse, Verklebungen von Sehnen und des umgebenden Gewebes. Es können sich kleine Auswüchse an den Sehnenrändern bilden.

Therapie

1) **Bewegungstherapie:** Zeit: 5 — ca. 20 min. das Pferd führen. Das Pferd soll das Tempo selbst bestimmen. **Grundsätzlich nur im Schritt**. Öfter mal kurze Zeit-Einheiten gehen lassen!
2) **Umschläge:** (siehe unter Kneipp'schen Anwendungen) Man nehme 70%igen Alkohol mit einem Mischungsverhältnis 1 : 4, d. h. 1 Teil Alkohol, 4 Teile Wasser oder aber man nehme Apfelessig im gleichen Mischungsverhältnis.
3) **Kaltwasseranwendungen = Kneipp'scher Guß**, siehe unter Kneipp'schen Güssen.
4) Man kann auch folgende Therapie vornehmen: Zunächst bei frischen Verletzungen und Anfangsschmerz läßt sich ein Umschlag machen aus **Arnika**. Man nimmt dazu einen Teil **Arnika** und 3 — 4 Teile Wasser. Gleichzeitig gibt man **Amika** in der **D 4** als **homöopathisches Mittel 3 — 4 x am Tage in der Menge von 1 cm^3 ins Maul. Nach zwei Tagen** geht man auf **Rhus Toxicodendron** über. **Rhus Toxicodendron** setzt man dann ein, wenn Bänder, Sehnen und Sehnenscheiden verletzt sind und Besserung durch Bewegung und Wärme zu erkennen ist, aber eine Verschlimmerung durch Kälte, Nässe und in der Ruhe, d. h. beim Stehen des Pferdes, festgestellt werden muß.

Wenn also das Bein anläuft beim Stehen in der Box, ist **Rhus Tox.** angezeigt, weil durch die Bewegung eindeutig eine Besserung eintritt, d. h. die Durchblutung und der Lymphabfluß sind besser.

Im umgekehrten Falle: Besserung in der Ruhe, heißt das Mittel **Bryonia.**

Besteht **außer** der **Sehnenverletzung** durch einen Unfall bedingt **auch** eine **Knochenverletzung** oder **Knochenhautverletzung (Periostverletzung)**, ist **Ruta** für Bänder und Sehnenansätze angezeigt. Das Mittel bewirkt ebenfalls Besserung bei Bewegung und Wärme, aber Verschlimmerung bei Kälte und Nässe sowie bei Verletzung vom Periost, eben dieser Knochenhaut und Knochenvorsprünge.

Außerdem ist ein Umschlag mit **Symphytum** ratsam. (Dazu gibt man außerdem in der Potenz **D 4** 3 x täglich 1 cm^3 ins Maul.) **Symphytum** ist ebenfalls für Knochen, Knochenhaut, Prellungen der wenig geschützen Knochenvorsprünge usw. brauchbar.

Eine weitere gute Zusammensetzung:
1/3 Symphytum
1/3 Arnika
1/3 Essigsaure Tonerde
Dieses Gemisch im Verhältnis 1 : 3 Teile Wasser mischen und Umschläge machen.

5) **Neuraltherapie**
Unter Neuraltherapie versteht man in diesem Falle ein Unterspritzen der Sehnen und Umgebung der Entzündung mit **Prokain, Lidokain** oder ähnlichem. Dies jedoch sollte ein entsprechend ausgebildeter Therapeut vornehmen! Bei chronischen Fällen würde ich eine Reizung nach Baunscheidt machen (siehe unter **Baunscheidt'sche Reizverfahren)**, um nach Abheilung durch die letztgenannten homöopathischen Mittel eine Ausheilung zu erreichen.

Spat

Spat ist eine Krankheit, die in einer chronischen Stoffwechselstörung begründet liegt. Ursache kann ein Trauma (Verletzung) sein – oder chron. Infekte, die zu dieser Stoffwechselstörung führen. Es kommt zur **Knochen-** und **Knochenhautentzündung (Ostitis** und **Periostitis, Periost = Knochenhaut)**. Daraus entsteht auf Dauer eine Gelenkentzündung mit vollständiger Gelenksteife. Ursächlich erfolgt die Versteifung in der Beugestellung des Gelenkes aufgrund der durch die Entzündung des Periostes im Gelenk entstandenen Narbenzüge.

Symptome:

Verkürzter staksiger, steifer Schritt mit Schmerzen bei der Beugung des Gelenkes. Vermehrter Zehengang, Randwulstbildungen am Gelenk! Bei leichtem oder mittelschwerem, fortgeschrittenen Spat ist Besserung bei der Bewegung vorhanden, Ruhe verschlimmert die Versteifung und fördert die Lahmheit.

Therapie:

4 Wochen lang verstärkte **immunbiologische Therapie** mit z. B. **Homöopathie, Phytotherapie, Enzymtherapie** und **Zelltherapie**. Ferner gibt es im Bereich der immunverstärkenden Maßnahmen ein paar hervorragende Komplexmittel einiger guter Firmen.

Als therapeutische Begleittherapie auch zeitlich darüber hinaus:

Rhus toxicodendron D 6: hat **Besserung in der Bewegung,** Verschlimmerung in der Ruhe sowie Verschlimmerung bei feuchter Kälte. 2 Wochen lang 4 x tägl. 1 cm^3 oral eingeben, danach:

Rhus toxicodendron D 30: 2 Wochen lang tägl. morgens und abends je 1 cm^3 oral.

Rhus toxicodendron D 200: 1 x wöchentlich 1 cm^3 oral.

Ruta graveolens D 1: **Äußerlich als Wickel** in der Verdünnung: 1 1/2 Eßlöffel **Ruta** auf 1/2 Liter Wasser verwenden.

innerlich: mindestens 3 x tägl. 1 cm^3 oral

äußerlich:	2 x in 24 Stunden = 1 x für tagsüber und 1 x für nachts anwenden
Arnika D 30:	3 x tägl. 1 1/2 cm^3 zur Förderung der Durchblutung und des Anfangsschmerzes.
äußerlich:	(unverdünnt) 1 Eßlöffel im Gemisch mit Ruta grav. für die Wickeltherapie.
Symphytum D 30:	Im Flachland oft hilfreicher als Arnika, aber die gleiche Indikationsstellung.
Kneipp'sche Güsse:	**kalte Anwendung**, gesamter Begießungsvorgang, jedoch nur **einmal jeden 2. Tag** und **zügig in der Ausführung. (Keine Unterkühlung!)**
Hekla lava D 1:	trit. (Pulver) tägl. 1/2 Teelöffel innerlich über mehrere Monate. Spat I. Grades führt meist zur Heilung. II. Grades: sehr starke Besserung bis Heilung. III. Grades kaum eine Chance! Fangen Sie früh mit der Behandlung an.

Dieses scheint paradox, denn ein Pferd mit Spat mag keine Kälte und schon gar keine feuchte Kälte. Jedoch:
Der **Kneipp'sche Guß** wird hier **nur** im Sommer, wenn die Luft warm ist, möglichst in der Sonne und ohne Durchzug, ausgeführt. Man erhält eine hervorragende **reaktive Hyperämie**, also gute Durchblutung sowie **Anregung der körpereigenen Abwehrkräfte** und vor allem **Stoffwechselsteigerung (siehe Kapitel Kneipp'sche Güsse).**

Zelltherapie:	Steigerung des Immunsystems, Regeneration des gesamten Organismus.
Bewegungstherapie:	tägl. mehrmals, besonders nach den Kneipp'schen Güssen 20-30 Min. im Schritt führen. Keine Belastung erlaubt, da Regeneration dann unmöglich wird!

Bei Spat im Spätstadium scheint generell gesehen vielleicht nur eine kleine Besserung möglich!

Hauterkrankungen

Alopecia areata

Es ist ein **Haarausfall** von **kreisrunder** Form. Die Haarfollikel können erhalten bleiben, so daß die Haare eventuell wieder nachwachsen können. Dies ist jedoch nicht der Fall, wenn die Follikel mit ausfallen, wie z. B. bei der **Alopecia atrophicans.** Hierbei ist eine **herdförmige Zerstörung** der **gesamten** Haaranlage sowie eine **Atrophie** der Haut zu beobachten. Diese Art von Haarausfall beruht auf **Stoffwechselentgleisungen** verschiedener Ursache. Beispielsweise **Ernährungsfehler**, zunehmende **Medikamentenvergiftung**, aber auch **vegetativ nervöse** Vorgänge oder **hormonelle** Veränderungen sind möglich.

Therapie:

Zunächst überprüfen Sie bitte die Ernährung. Nicht zuviel Eiweiß füttern! Kontrolle der Mineralstoffe! Überprüfen der Medikamente! Wo kommt Ihr Heu oder Stroh her? Wo liegt die Weide? Denken Sie bitte auch entsprechend an die Umweltgifte Blei, Cadmium und jetzt ganz aktuell radioaktives Gras. Alle sensiblen Sinne können diese unheimlichen Gefahren nicht erfassen, doch sie sind da . . . und die Folgeschäden! Mein Pferd war zur kritischen Zeit einmal im Freien und konnte sich nach Herzenslust wälzen. Danach wurde es mit klarem Wasser abgespritzt und anschließend mit Conlei-Duschbad und Kräutershampoo von der Fa. Conlei in Bad Oldesloe "eingeseift" und nochmals abgespritzt. Das Ergebnis war richtig verblüffend! Ich habe das Fell anschließend untersucht! Es war sauber, nicht vom natürlichen Hautfett befreit und glänzte toll! So macht man seine Erfahrungen mit einfachen Mitteln, die man selbst benutzt und für gut befindet. Dieses Mittel hat seine Vorteile darin, daß es keine entfettende Seife und andere Schadstoffe enthält, sondern auf rein biologischer Basis aufgebaut ist. Ich denke, es ist doch selbstverständlich, daß man diesen eventuell radioaktiven Staub aus dem Fell nicht bürsten soll, um ihn selbst anschließend einzuatmen.

Homöopathische Mittel

Phosphorus D 8: 1 x tägl. 10 Tropfen in täglichem Wechsel mit **Thallium**. Bei durch Ausschläge und Grindbildung entstandenen Haarausfällen.

Thallium D 12: Ist von guter Wirkung (das Mittel ist äußerst **giftig** und sollte **nicht** unter der D 6 gegeben werden). Denken Sie bitte daran, daß Haare langsam wachsen, es kann also möglich sein, daß es drei Monate dauert, bis der Haarwuchs wieder da ist.

Calcium fluoricum D 30: 1 x tägl. 1 cm^3. Dies ist ein Langzeitmittel, d. h. es hat eine relativ lang anhaltende Wirkung und paßt hauptsächlich bei chronischen Prozessen. Bei dieser Art von Haarausfall geht eigentlich immer eine Hautkrankheit voraus. Die Haare besitzen Mangel an Elastizität und sind relativ glanzlos.

Silicea D 6, bei **akutem** Geschehen: 3 x tägl. 1 Tablette ,

bei **chronischem** Zustand: die Hochpotenz von D 30 aufwärts, z. B. D 30 jeden 2. oder 3. Tag 1 Gabe, D 200 etwa alle 8 Tage 1 Gabe über längeren Zeitraum. **Calcium fluoricum** verstärkt als Zwischengabe die Wirkung von Silicea.

Baunscheidt'sches Reizverfahren: Dies ist eine gute zusätzliche Hilfe zum schnelleren Haarwuchs! Bei mehreren Haarausfallsarealen machen Sie bitte mehrere Reizbehandlungen in verschiedenen Arealen, zu verschiedenen Zeiten. Nicht alles auf einmal baunscheidtieren!

Ekzem

Es ist eine Erkrankung der **Oberhaut** (Epidermis) mit gegenüber der gesunden Haut sichtbaren **Effloreszenzen** = Aufblühen der Haut in Form von Schuppenbildung, Knötchen oder auch Bläschen mit zusätzlichem Erythem = Hautrötung.

Ursachen können sein: Berühren bestimmter Stoffe als nicht-allergisch unverträglich, aber auch allergisch unverträgliche Reaktion sowie toxische (von Giftstoffen verursachte) Reaktionen in endogener (von innen kommend, z. B. konstitutionsbedingt) und exogener (von außen kommend) Ursache.
Beispiele: Übersteigerte Immunreaktionen, Störung der Schweiß- und Talgdrüsentätigkeit, Befall durch Bakterien, Pilze usw.

Therapie

Normalerweise würde ein auf der wissenschaftlichen Symptomentherapie arbeitender Therapeut cortisonhaltige Präparate benutzen. Das heißt jedoch zunächst, nicht unbedingt erkennbare Systemblockierungen im Stoffwechselbereich zu produzieren. Was als Krankheitsbild darauf folgt, kann wesentlich schlimmer sein, z. B. rheumatoide Veränderungen der Gelenke. Ich erkläre meinen menschlichen Patienten die Reaktionen von Cortison immer so: Stellen Sie sich vor, da ist ein rostiges Auto! — (hier: die geschädigte Haut) — Jetzt lackieren Sie das Auto über den gesamten Rost hinweg. Wie sieht das Auto dann aus? Vermutlich sehr gut! Nur der Haken ist, daß unter diesem tollen Lack alles weiterrostet und verrottet. Genauso ergeht es der Haut. Auch bei der Cortison-Behandlung sieht alles blendend gut aus. Doch der Schein trügt! In der Tiefe entstehen zunächst nicht sichtbare Systemblockierungen und Stoffwechselveränderungen, die in Zukunft verheerende Folgen haben können. Das aber kann nicht Sinn der Behandlung sein! Ich therapiere daher folgendermaßen:

Sulfur LM 18: 1 x 10 Tropfen — etwaige Verschlimmerungsreaktionen abwarten. Siehe Krankheitsbild der **Pityriasis** oder auch **Kleienflechte** genannt. Als weiteres, gutes Hautmittel bei Jucken und starkem Brennen versuchen Sie bitte:

Arsenicum album D 30: 2 x tägl. 1 cm^3. Etwa 2 Tage auf die Reaktion warten. Schränkt das Pferd das Scheuern ein, ist das Mittel auf jeden Fall richtig. Wird alles viel schlimmer, so ist das Mittel ebenfalls richtig, jedoch ist die Dosierung zu hoch. Man setzt das Mittel 1 — 2 Tage ganz ab, so daß sich die Haut wieder auf ihren alten Stand normalisieren kann. Jetzt wird auf 1 x 1 cm^3 pro Tag dosiert. Vermutlich wird die verabreichte Dosis nun stimmen. Ist jedoch immer noch zu hoch dosiert, reduziert man auf 1 x 1/2 cm^3 pro Tag. Sollte auch dies wider Erwarten noch zu hoch sein (die Sensibilität von Lebewesen ist ja verschieden), verabreicht man jeden 2. Tag 1/2 cm^3 oder 1 cm^3 oral.

Rhus toxicodendron D 30: Es ist das meist angezeigte Mittel für **pustulöse, chronische** Ekzeme. Unterschreiten Sie nicht die Potenz **D 30**, da sonst kein Erfolg einzutreten scheint. So jedenfalls zeigt es die Erfahrung.

Petroleum D 6 und höher: 3 x tägl. 1 cm^3. Hier zeigt sich die Haut trocken, rauh, verdickt, aufspringend und neigt zu Blutungen. Sie ist nässend, zeigt Schrunden und selbst bei kleinen Stellen Eiterungen. Das Pferd ist empfindlich gegen Kälte und friert leicht. Jedoch auch übelriechende Schweiße, besonders nachts, sind hier als charakteristisch zu bezeichnen.

Causticum D 4 oder D 12: 2 x tägl. 1 cm^3 sind die meistgebrauchten Potenzen. Anwendung bei einem chronischen Ekzem von meist trockener Art, das häufiges Jucken und Brennen beinhaltet. Jedoch auch nässende Pusteln können vorhanden sein. Ebenfalls ist Causticum passend, wenn noch Warzen übelster Sorte, z. B. hart, entzündet oder eitrig vorhanden sind. Zum Krankheitsbild gehören auch Hautschrunden (Rhagaden), um alle möglichen, natürlichen Körperöffnungen herum.

Graphitis LM 18: 1 x tägl. 1 cm³, eventuell jeden 2. Tag 1 x 1 cm³ oral. Es handelt sich um trockene als auch um nässende Ekzeme. Sie sind juckend und brennend, bilden Schrunden, oder sie sind auch borkenbildend mit honigartigem Sekret. Wärme und Hitze verschlimmern den Juckreiz. Der Schweiß riecht übel und säuerlich.

Psorinum: Es kommen nur hohe Potenzen in Frage. Von D 15 aufwärts, so z. B. D 30, LM 18, D 200 oder auch C-Potenzen in einzelnen Gaben. Wie bei Sulfur ist es sehr wichtig, die Reaktion ausklingen zu lassen. Dies kann in ein paar Tagen, aber auch erst in 2 — 3 Wochen sein. Dosieren Sie zu hoch, z. B. **täglich** 1 Gabe D 200, dann werden Sie alles viel schlimmer machen und erkennen, daß es sich um keinen Placebo-Effekt handelt.

Psorinum bei Verschlimmerung in der Wärme, es bilden sich Bläschen, Papeln und auch Pickel, die häufig mit gelber Flüssigkeit gefüllt sind. Der Schweiß riecht sauer oder auch faulig. Mangelnde Reaktion und Vitalität durch Anhäufung von Stoffwechselprodukten und nicht voll nach außen tretende Hautausschläge mit großer Schwäche. Nachts fühlt sich das Pferd wesentlich unwohler als am Tage.

Pix liquida D 6: 2 x tägl. 10 Tropfen. Es ist ein Ekzem in akuter Form, das besonders nachts ein heftiges Jucken hervorruft. Es kann Auswurf von gelbem, eitrigem Schleim vorhanden sein, ferner chronischer Husten und nächtliches Fieber sind möglich. Der Urin sieht entsprechend dunkel aus. Wenn Pix liquida angezeigt ist, muß die Stallung überprüft werden, d. h. sollte das Pferd Holz fressen, das entsprechend geteert ist, so kann dieses bereits die Ursache dieses Ekzemes sein.

Hyperkeratose

Dies bedeutet übermäßige Verhornung der Hornschicht der Haut, also der Hautoberfläche. Es gibt verschiedene Formen, die bis zur schuppenden Warzenbildung gehen können. Beispiel: **präkanzeröse Hyperkeratose.** Dies ist eine Hautveränderung in einem Vorstadium des Krebses. Zu Ihrer Beruhigung kann ich Ihnen versichern, daß die meisten Warzen nicht präkanzerös, also nicht krebsverdächtig, sind. Wie ist die normale Hyperkeratose mit Haarausfall zu behandeln?

Homöopathie:

Antimonium crudum D 8:

in **akuten** Fällen:	4 — 6 x tägl. 10 Tropfen,
in **chronischen** Fällen:	Hochpotenz, z. B. **LM 18**, jeden 2. Tag 5 Tropfen. Dieses Mittel bietet sich an bei hornartigen Verdickungen, Schwielen, Warzen, aber auch friesel- und blasenartigen Ausschlägen mit heftigem Juckreiz.
Hydrocotyle asiatica D 6:	3 x tägl. 1 cm^3 oral. Es wird empfohlen bei Hautkrankheiten mit Verdickung der Haut und Abschuppung derselben.
Arsenicum album D 3:	1 x tägl. 1 cm^3. Wenn eine Abschuppung der Haut vorhanden ist.

Mauke

Es ist ein Ekzem in der Fesselbeuge, das in den selteneren Fällen auch durch Überfütterung und damit durch eine Stoffwechselstörung hervorgerufen werden kann. In den meisten Fällen herrschen schlechte Einstreu und Pflegeverhältnisse vor. Diese Krankheit ist mit ein Grund, warum ich ein Matratzenlager nur aus Stroh ablehne. Der Untergrund ist feucht! In der Regel steht und liegt das Pferd dann im eigenen Mist. Die Haut der Fesselbeugen wird gereizt. Es wird an diesen Hautstellen vermehrt Talg produziert. Eine Entzündung mit Bläschen und schmerzhaftem Schorf folgt. Das Pferd lahmt!

Therapie:

Stall reinigen! Trockenes Lager ist erforderlich! Ich befürworte eine Mischung aus Stroh und Hobelspänen. Täglich 1-2 x 20 Min. betroffene Beine in einen Plastikeimer mit sehr warmem **Wasser** und **grüner** Seife baden. **(Vorsicht! Gefahr von Verbrennungen)**.
Danach:

Wickeltherapie:

Kaufen Sie sich **Thuja** unverdünnt und mischen es mit Wasser. Das Mischungsverhältnis: **1 Teil Thuja** zu etwa **4 — 5 Teilen Wasser.** Falls ihr Pferd zu empfindliche Haut hat, verdünnen Sie es etwas mehr! Nun können Sie den Wickel machen. Siehe entsprechendes Kapitel!

Homöopathie:

Thuja D 3 -- D 6: aber auch höhere Potenzen können noch helfen: 3 x tägl. 1 cm^3. Dieses Mittel bewährt sich bei allen Arten von Hautausschlägen mit Bläschen, Blüten und Pusteln auf fettiger Hautgrundlage. Die Ekzeme können nässen und auch eitern!

Selenium D 8: 3 x tägl. 10 Tropfen. Dieses Mittel ist ebenfalls wirksam bei fettiger Haut mit Ekzemen und Bildung kleiner Bläschen überall am Körper.

Arsenicum album D 6: 3 x tägl. 1 cm^3. Dieses Mittel ist ein starkes Hautmittel und kann versucht werden bei allen nässenden Ausschlägen mit Pusteln, Papeln, schmerzhaften, brennenden Geschwüren mit übelriechendem Eiter usw.

Phlegmone oder auch Einschuß genannt

Ein Einschuß entsteht durch kleine Verletzungen in der Haut, am Bein, wodurch es zu Entzündungen und Eiterungen im Unterhautbindegewebe kommt. Hin und wieder treten sogar Fieber und Lahmheit auf. Das betroffene Bein ist geschwollen und schmerzempfindlich:

Therapie

Aconitum D 30: 3 x tägl. 1 cm^3 oral
Aconitum als Fiebermittel wird so lange gegeben, bis das Pferd einen leichten Schweißausbruch und damit Entlastung des Körpers erfährt, oder das Fieber nachläßt.

dazu:

Echinatruw: 3 x tägl. 3 cm^3 oral,
jedoch beide Mittel getrennt. Erst Aconitum, dann Echinatruw.
Echinaein hat die Eigenschaft der Immunstärkung, die bei Infektionen immer von großer Bedeutung ist.

Hepar sulfuris D 4: 3 x tägl. 1 cm^3 oral

oder

Silicea D 4 trit: trit = Trituration = Pulver
3 x tägl. 1 gestrichenen Teelöffel
Silicea ist ein Haut- und Bindegewebemittel — auch bei Eiterungen — ersten Ranges.

Traumeel Tropfen: 3 x tägl. 3 cm^3 oral

dazu

Traumeel Injektionen: 1 x tägl. 3 Ampullen intramuskulär möglich.
Traumeel wirkt gegen die Entzündung sowie entstauend.

Als äußerliche Anwendung eignet sich hervorragend entweder ein **Traumeel-Salbenverband**, der täglich gewechselt werden soll, oder auch ein Verband mit **Retterspitz kalt** angesetzt, um die Entzündung aus dem Gewebe abzuziehen.
Beide Mittel wirken gegen die Entzündung als auch gegen die Stauung.
Bis jetzt habe ich damit alle Phlegmonen in den Griff bekommen, ohne irgendwelche schädlichen Zusätze benutzen zu müssen.

Pityriasis (= Kleienflechte)

Wie der Name schon sagt, handelt es sich bei dieser Krankheit um eine **kleienartige Abschuppung** der Haut **mit** und **ohne** Juckreiz.

Ursachen sind verschiedener Art: z. B. **Austrocknen** der Haut durch Abseifen, **Ernährungsfehler, Stoffwechselstörungen** durch Systemblockierungen, z. B. Cortison-Behandlung bei Bronchitis, Gelenks- und Muskelproblemen usw. oder Parasitenbefall, nach Antibiotikatherapie oder Therapieren mit Sulfonamiden usw.

Therapie

Sofortige Beseitigung der Ursachen, z. B. der Ernährungsfehler, Parasitenbefall.

Homöopathie

Sulfur LM 18: 1 Gabe von 5 Tropfen, 2 — 3 Tage auf die Hautreaktion warten. Wird das Problem rapide schlimmer, so ist das Mittel richtig, die Dosierung jedoch zu hoch. Dies bedeutet, warten, bis alter Zustand wieder erreicht ist und Dosierung auf die Hälfte, also 2 Tropfen, reduzieren. In der Regel reichen jeden 2. Tag 2 — 3 Tropfen.

Sulfur ist auch immer nach Cortison- und Antibiotika-Behandlungen anzuwenden, um den Stoffwechsel wieder reaktionsfähig zu machen und um die Lebenskräfte wieder anzufachen. **Kombinationen von Homöopathie und Cortison sind nicht möglich.**
Bei Sulfur besteht ein innerer Druck, alles drängt heraus wie bei einem Vulkan! Schwefelartiger, modriger Geruch begleitet Sulfur. Die Haut juckt!

Kalium arsenicosum D 6: 3 x tägl. 1 cm^3, wenn Bronchitis einhergeht oder Erkrankung des Herzmuskels. Ansonsten beinhaltet es alle Symptome wie Arsenicum album.

Arsenicum album D 30: 1 x tägl. 1 cm^3 oral. Bei allen Hautproblemen mit Jucken und starkem Brennen, das trotz Kratzen nicht besser, sondern eher schlimmer zu werden scheint.

Lycopodium D 3 — 30: und höher sind wirksam. Je höher die Potenzierung ist, desto weniger geben, da die Reaktion zu aggressiv werden kann. Dies gilt jedoch bei allen homöopathischen Mitteln.
Die Krankheit beginnt meist auf der rechten Seite und greift auf die linke Seite über. Im Vordergrund dieses Mittels steht die Störung der Leber in ihrer Stoffwechselfunktion, d. h. es ist wichtig herauszufinden, ob die Ursache eine Leber-Stoffwechselstörung beinhaltet, z. B. vermehrte Harnsäure im Blut.

Graphites LM 18: 1 x tägl. 3 — 5 Tropfen. Es behandelt Jucken, Brennen und Trockenheit mit nässend krustig-hornartiger Absonderung. Verschlimmerung bei Wärme. Übler, sauer riechender Schweiß.

Zelltherapie: **ist bei allen stoffwechselbedingten** Hauterkrankungen positiv zu beurteilen und bringt sehr häufig Besserung der Beschwerden bis Heilung.

Räudemilben

Diese kaum sichtbaren Parasiten erzeugen beim Pferd einen heftigen Juckreiz, so daß durch ein dauerndes Scheuern an Stallwänden, Pfählen usw. im Fell sehr bald sich ausbreitende Kahlstellen entstehen. Ferner kann man kleine Knoten mit durch das Scheuern entstandenen Schorfbildungen erkennen.
Bei dieser Art von Plagegeistern ist es das Beste, durch den Tierarzt Hautproben entnehmen und diese unter dem Mikroskop untersuchen zu lassen. Der Tierarzt wird dann ein entsprechendes Mittel verordnen. Im biologischen Bereich sehe ich keine Möglichkeit, gegen dieses Ungeziefer vorzugehen. Das gleiche gilt für Läuse. Eine Behandlung erstreckt sich jeweils über mehrere Wochen, da immer nur die Tiere selbst vernichtet werden können. Die unzähligen Eier jedoch sind gegen die Milben- und Läusevernichtungsmittel widerstandsfähig. Wenn aus diesen Eiern neue Parasiten ausgeschlüpft sind, muß wieder vernichtet werden. Daher ergibt sich die über ein paar Wochen dauernde Behandlung.
Überall, wo befallene Pferde sich scheuern, muß das Parasitenvernichtungsmittel eingesetzt werden, sonst besteht eine anhaltende Ansteckung.
Vergessen Sie bei dieser Reinigungsaktion Ihr Putzzeug und Pferdegeschirr nicht, sonst wundern Sie sich, daß trotz intensiver Behandlung der Erfolg ausbleibt.
Da wir schon bei den Parasiten sind, möchte ich doch kurz auf die mindest 2 x jährlich durchzuführende (im Frühjahr/Weideauftrieb und im Herbst/Einstallung) Wurmkur hinweisen, wobei die Mittel **unbedingt** gewechselt werden sollen, da die Würmer zur Resistenz neigen.

Sommerekzem

Eine Krankheit, deren Ursache nicht hundertprozentig geklärt ist. Befallen werden vorwiegend in der Sommerzeit Robustpferde wie z. B. Isländer. Es scheint erwiesen, daß es eine zeitweise auftretende Stoffwechselstörung ist, die möglicherweise durch Stiche bestimmter Insekten oder/und Überfütterung verursacht werden kann. Den Pferden gehen unter starkem Juckreiz mit Schuppenbildung an verschiedenen Körperstellen die Haare aus.

Therapie

Frühzeitiger Beginn von **Vitamin B Komplex Injektionen**. Dadurch erhält das Pferd nicht so viele Mückenstiche. Sollte es dennoch zu Mückenstichen gekommen sein, geben Sie **Ledum D 12:** morgens und abends je 1 cm^3 oral.
Ledum ist bei allen Stichverletzungen (z.B. Mückenstichen) einzusetzen, wenn die Folgen Hautjucken, Ausschlagsknoten etc. sind. Läßt der Juckreiz sich durch Kratzen bessern, ist Ledum angezeigt.

Sulfur D 30: jeden 3. Tag 1 Gabe von 10 Tropfen, ist als Zwischengabe oder Reaktionsgabe von großer Bedeutung.

Acidum fluoricum D 6: 3 — 4 x tägl. 10 Tropfen.
Dieses Mittel ist anzuwenden bei heftigem Jucken der ganzen Haut sowie Bildung von Bläschen, Pusteln, Verschlimmerung in der Wärme. Das Ekzem tritt vor allem bei beginnender Warmwetterperiode ein und wird durch warmes Wetter verschlimmert. Acidum fluoricum kann man sehr gut auch bei dem sogenannten Lichtekzem oder Photoekzem einsetzen.

Schweifekzem

Die häufigsten Ursachen sind **Würmer** (und deren Eier) sowie **Saugmilben** an der Schweifwurzel. Eine mikroskopische Untersuchung wird Klarheit verschaffen, worum es sich handelt. Entsprechend sieht die Therapie aus. Jedoch gibt es auch Ursachen, die allergischer Art sein können. Es können Reinigungsmittel, Pflanzen, Farbe oder ähnliche Stallverschönerungen sein, aber auch Schweiß mit Schmutz, und Insektenstiche können einen Juckreiz verursachen. Das Pferd scheuert sich wund, die Schweifhaare gehen aus. Entsprechend muß man zunächst die Ursache beseitigen. Zur Behandlung benutze ich häufig einfach **Kodanspray: farblos, 1 x in der Woche** und **insgesamt 3 Wochen lang, auf die geschädigten Stellen gesprüht.** Das Problem war dann gelöst.

Widerristfistel

Diese Fisteln entstehen meist durch zu starkes Scheuern. Infektion durch Brucella-Erreger gibt es in der heutigen Zeit in Europa nur noch selten! Es kommt zunächst zu einer Schwellung im Bereich des Widerristes, die sehr berührungsempfindlich sein kann. Diese Schwellung entzündet und vergrößert sich, bis sie eventuell aufgeht und zu eitern anfängt. Eine solche Fistel kann sich, wenn auch etwas seltener, durch scheuerndes Zaumzeug am Genick bilden. Bis zur Ausheilung sollte kein Lederzeug aufgelegt werden, und danach muß unbedingt darauf geachtet werden, daß nichts mehr scheuern kann und daß Zaum- und Sattelzeug in Zukunft wie 'angegossen' passen.

Biologisch kann recht gut therapiert werden:

Therapie

Homöopathie

Entsprechende Stelle freirasieren, **Retterspitz-feucht-heißen-Umschlag** und anschließend **Retterspitz**-Salbenverband. Dieser verbleibt für zwei Tage, dann wird alles wiederholt. Ist die Schwellung entzündet, also warm, so wird der **Retterspitzumschlag** kalt gemacht.
Ist die Schwellung aber normal wie die Nachbarhaut temperiert, so machen Sie den Umschlag möglichst **heiß (Vorsicht! Nicht verbrennen)** Retterspitz sollte aber **nicht** gekocht werden. Machen Sie zunächst den Umschlag fertig und gießen Sie dann Retterspitz auf das **heiße** Tuch.

Den **Salbenverband** legen Sie genauso an wie ein **Cantharidenpflaster** (siehe entsprechendes Kapitel). Die Klebestellen für das Leukoplast müssen natürlich auch freirasiert werden, denn auf dem Fell hält sich kein Pflaster.
Statt eines Retterspitz-Salbenverbandes läßt sich aber auch ein **Traumeel**-Salbenverband anlegen.
Sollte sich die Geschwulst geöffnet haben, gibt es folgende Möglichkeiten zu therapieren (Dies gilt auch bei einer Eiterung):

Echinatruw:	3 x tägl. 4 — 5 cm^3 oral. Abwehrsteigerung.
Hepar sulfuris D 30:	in Tropfen. Stündlich 10 Tropfen oral und/ oder, je nach Schwere des Prozesses 3 — 4 x täglich 2 cm^3 oral gegen die Eiterung.
Hepar sulfuris D 3 Ampullen:	2 Ampullen täglich intramuskulär. **Intravenös sollte nur der Fachmann spritzen.**
Pyrogenium D 3:	jeden 2. Tag 20 Tropfen oder je nach Schwere des Prozesses:
Pyrogenium D 4 Ampullen:	jeden 2. Tag 1 Ampulle intramuskulär oder intravenös.

Traumeel: der Fa. Heel	 3 x täglich 2 cm^3 oral. sowie
Traumeel Ampullen:	täglich 3 Ampullen intramuskulär (Brustmuskel möglich) oder bei entsprechender Vorbildung intravenös.

Bei intensiver Behandlung reichen die vorgenannten Mittel aus, den Eingriff mit dem Messer zu verhindern.
Blutegelbehandlung ist dann angebracht, wenn die Geschwulst vereitert sein sollte, aber noch nicht aufbrechen will.

Erkältungskrankheiten

Bronchitis, Katarrhe, Husten, Schnupfen, Fieber

Sie beginnen ähnlich wie beim Menschen durch eine Virusinfektion. Die Schleimhäute der Nase oder auch Bronchien werden angegriffen und entzünden sich. Die Körpertemperatur steigt und mit ihr die Herzfrequenz, die am Puls meßbar ist (normale Herzfrequenz liegt bei ca. 30 — 40 Schlägen/Min. in der Ruhephase). Das Pferd wird müde, unlustig, schwitzt und friert, und die ersten Ausscheidungen aus der Nase werden sichtbar. Zunächst ist der Nasenfluß noch klar, kann sich aber gelblich eintrüben. Die anfänglich vielleicht harmlose Erkältung kann sich weiterentwickeln, sofern man dagegen nicht etwas unternimmt, so z. B. zu Husten der trocken, hart, kurz, ziehend oder feucht mit Schleimauswurf sein kann oder zu einer ausgewachsenen, akuten Bronchitis mit all ihren Begleiterscheinungen, z. B. Atemnot, Konditionsschwäche, Herzschwäche usw.

Vorsorge

Täglich Kneipp'sche Güsse! Mindestens die Beine müssen begossen werden. Dabei wird das Immunsystem stimuliert und damit die Widerstandskraft erhöht.

Therapie

Aconitum D 30: 3 x tägl. 1 cm^3 oral.
Als Anfang bei Fieberbeginn hat sich dieses Mittel bewährt, vor allem, wenn ein Pferd Ängstlichkeit entwickelt. In der Regel beginnt das Pferd zu schwitzen, was ja beruhigend wirkt, da die angesammelten Giftstoffe über die Haut nach außen abgeleitet werden. Tritt das Schwitzen ein, können Sie Aconitum absetzen. Dieses Mittel hat dann seinen guten Dienst erwiesen.

Als nächstes Hauptmittel gilt:
Ferrum phosphoricum D 6: stündlich 1 cm^3 oral.
Ferrum phosphoricum ist eines der besten Fieber- und Entzündungsmittel im akuten Zustand. Im Gegensatz zum Einsatz von Aconitum zeigt das Pferd hier keine Ängstlichkeit. Gerade bei Erkrankungen der Luftwege ist Ferrum phosphoricum ein ideales Mittel. Seine Behandlungsbreite reicht von Schnupfen über Kehlkopf- und Luftröhrenkatarrh, über Grippe bis Lungen-und Rippenfellentzündung, kurz und gut, überall, wo Schleimhäute im Atmungstrakt betroffen sind. Aber nicht genug mit diesen beiden homöopathischen Mitteln. Die Erscheinungsbilder sind ja vielseitig! Entsprechend unterscheiden sich die einzelnen Mittel voneinander und in ihrer Wirksamkeit. Es ist wichtig, die Symptome genau zu erkennen. Siehe **bei Angstzustand Aconitum** und **ohne Angstzustand Ferrum phosph.**

Allium cepa D 6: 4 x tägl. 1/2 cm^3 oral in **akutem** Zustand.
Ein Mittel, das unter anderem bei flüssigen, scharfen Nasenausscheidungen, Bronchial- und Kehlkopfkatarrhen helfen kann, wenn eine Besserung im Freien zu beobachten ist. Diese Katarrhe können auch Schleimrasseln mit Atemnot oder bellendem Husten beinhalten.

Arsenicum album D 4:

4 x tägl. 1/2 cm^3 oral in **akutem** Zustand. Je chronischer etwas wird, desto mehr in die höhere Potenz gehen, also D 12, D 30, LM 18 usw. und ganz wichtig: je höher die Potenz, desto weniger geben, z. B. D 30, 1 x tägl. 1/2 cm^3 = ca. 10 Tropfen oder LM 18, jeden 2. Tag 2 — 3 Tropfen und so fort. Arsenicum ist ein scharfes Mittel, alle Ausscheidungen sind scharf und brennen. Der Schnupfen ist somit scharf und brennend, also wundmachend. Hier haben wir im Gegensatz zu Allium cepa ein Mittel, das einzusetzen ist, wenn die Erkrankung sich im Freien verschlimmert.

Arsenicum jodatum:

Potenz und Dosierung wie bei Arsenicum album. Es sind vereint Arsen und Jod zu Arsenicum jodatum. Auch Jod ist ein Mittel in gleicher Richtung. Arsenicum jodatum hilft bei akuten wie auch chronischen Schnupfen, Nebenhöhlenkatarrhen, aber auch Heuschnupfen und schwerer chronischer Bronchitis mit gelbem bis gelbgrünem Auswurf beim Husten.

Antimonium arsenicosum D 8:

3 x tägl. 10 Tropfen.
Bei allen Bereichen der Luftwege ist Antimonium arsenicosum hilfreich. Ob bei Bronchitis, Husten mit schwer löslichem Schleim, der, wenn er ausgeworfen wird, großvolumig ist.
Typisch: Die Symptome sind beim Fressen vermehrt. Sobald die Atemnot durch das Schleimrasseln beendet ist, setzen Sie das Mittel ab.

Chamomilla D 6:

alle 2 Stunden 1 cm^3.
Besonders angezeigt ist die Kamille (Chamomilla) bei Hustenanfällen aufgrund von Aufregung. Nachts ist der Husten besonders schlimm.

Euphrasia officinalis D 4: 4 x tägl. 1 cm^3.
Zu gebrauchen bei Husten, Schnupfen und Heiserkeit! Der Schleim ist sehr zäh, jedoch brennt das Sekret nicht. Es ist sozusagen ein milder Ausfluß. Euphrasia ist gleichzeitig ein Augenmittel. Augenentzündungen sind bei Erkältungskrankheiten nicht gerade selten, vor allen Dingen, wenn Durchzug die Ursache ist. Der Tränenfluß ist scharf, das Pferd wird es dadurch zeigen, daß es das oder die Augen zukneift und dort keine Berührung möchte. Also milde Sekrete aus der Nase, aber brennende Tränen. Bei **Sepa allium** ist es genau umgekehrt (scharfes Nasensekret, milder Tränenfluß).

Mercurius solubilis Hahnemanni D 30: morgens und abends je 1 cm^3 oral.
Wenn ein Pferd trotz Schwitzens keine Besserung seiner Beschwerden zeigt, können Sie dieses Mittel benutzen. Es ist angezeigt bei kurzem, trockenem, quälendem Husten und schleimigem Sputum, das sogar Blut enthalten kann. Die Absonderungen aus der Nase sind eitrig-gelb, scharf und eventuell mit Blutspuren. Sie sehen anhand der Angaben, daß Mercurius tiefgreifend wirkt.

Kalium bichromicum D 30: 1 x tägl. 1 cm^3.
Ein Hauptmittel bei den Atmungsorganen! Zunächst ist Kalium bichromicum bei Besserung bei Wärme angezeigt, d. h. besser ist es im Freien. Empfindlichkeit bei Kälte. Ferner ist am Morgen eine Verschlimmerung festzustellen. Der Schnupfen sieht zunächst dünn und wässrig, später dick, gelb und zäh aus, wie zäher Kleister oder wie elastische Pflöcke. Die Nasenschleimhaut kann einzeln oder auch vermehrt Geschwüre haben. Der Husten ist hart, der

Auswurf ebenfalls zäh, fadenziehend und löst sich schwer. Auch im Bronchialbereich ist ein klebriger, kleisterförmiger, zäher Schleim, der gelb, aber auch mit Blutbeimischungen herauskommt. Ein tiefgreifendes Mittel!

Spongia: wird in tiefer Potenz D 2 — D 3 empfohlen. Ich habe jedoch gute Ergebnisse erzielt in der D 30, 1 x tägl. 10 Tropfen. Spongia ist unter anderem einzusetzen bei Bronchitis. Starker, trockener Husten tief aus dem Inneren! Das Atmen geht schwer und langsam. Fressen und Trinken verbessert etwas das Problem, wenn auch nur vorübergehend!

Pulsatilla D 12: 3 x tägl. 1 cm^3 oral.
Dem Pferd geht es im Freien besser, aber in der Wärme schlechter. Die Ausscheidungen aus der Nase sind von milder Natur. Alle Beschwerden, seien es die der Nase, des Kehlkopfes oder der Bronchien kommen und gehen, also mal besser, mal schlechter. Der Schleim aus der Nase stinkt, ist dick und gelb und wechselnd ist auch der Schnupfen: mal dünn, mal dick!

Hepar sulfuris D 30: morgens und abends 1 cm^3 oral. Nasenkatarrh in akutem und chronischem Zustand, Nebenhöhlenkatarrh in akuter und auch in eitriger Form, Kehlkopfkatarrh, Bronchialkatarrh und gar Lungenentzündung liegen im Behandlungsbereich von Hepar sulfuris. Schleim, der aus der Nase läuft, riecht übel. Kälte kann überhaupt nicht vertragen werden! Die Nase ist berührungsempfindlich, besonders dann, wenn Blut austritt. Wenn so gar nichts heilen will und immer wieder durchbricht, dann sollten Sie einmal zu Hepar sulfuris greifen!

Belladonna D 4: 3 x tägl. 10 Tropfen oral. Hustenanfälle, die trocken, bellend und krampfartig sind. Aus den Nüstern läuft ein flüssiger Schleim mit Niesreiz. Die Hustenreize und Niesanfälle kommen plötzlich, sind aber ebenso schnell verschwunden!

Sulfur D 30: 1 x jeden 2. Tag 10 Tropfen.
Sulfur würde ich mehr als Reaktionsmittel benutzen, um z. B. Katarrhe herauskommen zu lassen, falls diese nicht richtig durchkommen wollen. Eine Infektion sollte niemals unterdrückt werden, sonst kann es zu ganz anderen, schwerwiegenden Problemen führen. Ansonsten ist der Schnupfen brennend und wundmachend. Rachen- und Kehlkopfkatarrhe brennen, Husten trocken, würgend oder locker mit übelriechendem Schleimauswurf.

Sticta pulmonaria D 3: **stündlich** 10 Tropfen in **akutem** Zustand.
Wenn trockener Husten in Verbindung mit Schnupfen in die Bronchien wandert, denken Sie an Sticta pulmonaria. Eine Erkältung geht von Nase über Rachen in die Luftröhre, dann ist Husten vorhanden, der sich bei der Einatmung verschlimmert. Dieser Husten ist trocken und erfolglos bis zum Erschöpfungszustand. Er scheint gar kein Ende nehmen zu wollen. Der Schnupfen selbst ist überwiegend wässrig, aber auch dick, gelb und mit scharf bildenden Nasenausfällen.

Hydrastis D 4: 4 x tägl. 1 cm^3 oral.
Ein Mittel gegen chronische Schleimhautkatarrhe. Hell, fadenziehend und reichlich sind die dicken Absonderungen aus der Nase. Durch Kitzelreiz im Kehlkopf wird ständig Husten ausgelöst.

Jodum D 30: jeden 2. Tag 2 cm^3 oral.
Akuter und chronischer Schnupfen, Kehlkopf- und Rachenkatarrh, Bronchitis, von Husten bis Lungenentzündung ist alles vertreten. Der Schnupfen ist wässrig, besonders morgens! Der Husten ist rauh mit Schleimrasseln. Auswurf ist zäh, löst sich schwer, kann mit Blut gemischt sein, ein Sputum, das reichlich und schaumig ist.

Stannum D 8: 3 x tägl. 1 cm^3.
Jede körperliche Tätigkeit strengt sehr an! Reichliche Schleimhautabsonderungen aus der Nase sind üblich. Der Ausfluß ist weiß! Im Bronchialbereich ist ebenfalls viel Schleim vorhanden, der durch heftiges Husten leicht herauskommt. Im Gegensatz zur weißen Sekretion der Nase ist der Bronchialschleim auch eitrig, gelb oder gar grünlich.

Infektiöse Erkrankungen

Druse

Druse ist eine sehr ansteckende Infektionskrankheit (meldepflichtig).

Symptome

Es beginnt mit Müdigkeit und Appetitlosigkeit. Das Pferd bekommt Fieber, der Puls beschleunigt sich. Dickflüssiger, eitriger Nasenausfluß. Die Symptome ähneln denen einer Erkältung, z. B. Schluckbeschwerden aufgrund von Halsschmerzen. Die regionalen Lymphdrüsen können sich entzünden und schwellen schmerzhaft an. Das Pferd fängt an zu schwitzen. Bekommt man die Entzündung und Vereiterung nicht in den Griff, kann es zu einer Invasion von Bakterien oder Viren in den gesamten Organismus kommen. Die dann eintretende Blutvergiftung oder Sepsis ist meist tödlich.

Therapie

Aconitum D 30: 1/2 stündlich 10 Tropfen.
Dieses Mittel muß sofort bei Beginn des Fiebers als erstes eingesetzt werden. Das Pferd hat hier bei Aconitum Angstgefühle und ist unruhig.

Dazu:

Ferrum phosphoricum D 6: Es ist wie Aconitum ein Hauptfiebermittel. Ferner hift **Ferrum phosphoricum** bei Entzündungen im **akuten** Zustand. Ich gebe es in 1/2 stündlichem Wechsel mit **Aconitum**. Fängt das Pferd an zu schwitzen, setze ich Aconitum wieder ab und gebe Ferrum phosph. weiter, da unter anderem mit Austritt des Schweißes, was das Pferd als angenehm empfindet, der Organismus toxisch (giftig) entlastet wird. Die Angst und Unruhe lassen nach! Jetzt leistet Ferrum phosph. viel. Ich gebe es bei der Potenzierung **D 6 stündlich** weiter mit ca. 10 Tropfen oral.

Kalium bichromicum D 12: Gut anzuwenden bei zähem, strähnigem, dick-schleimigem Eiter, auch mit blutiger Absonderung. Alle 2 Stunden 10 Tropfen oral. Kalium bichromicum ist angezeigt bei Verschlimmerung morgens und zwischen 3.00 — 5.00 Uhr.

Mercurius solubilis Hahnemanni D 12: morgens und abends 1 cm^3.
Bei allen Entzündungen der Haut, Schleimhaut und Drüsen sowie auch Lymphbahnen. Es wird zur Verhinderung von Eiterungen benutzt, daher muß dieses Mittel frühzeitig eingesetzt werden.

Hepar sulfuris D 30: Jeden 2. Tag 2 cm^3 oral.
Wird vorherrschend eingesetzt bei: **akuten** und **chronischen** Nasenkatarrhen, Nebenhöhlenkatarrhen und entsprechenden Eiterungen. Leitsymptome: Schmerz bei Berührung der erkrankten Teile, Überempfindlichkeit gegen Kälte. Schweiße sind übel- und sauerriechend, bringen aber keine Erleichterung. Dieses Mittel bringt Erfolg auch im fortgeschrittenen Zustand.

Silicea D 8: 3 x tägl. 1 cm^3 oral.
Dieses Mittel kann sehr gut bei Drüsenschwellungen sowie Nebenhöhlenvereiterungen helfen. Leitsymptome: Beschwerden verstärken sich durch unterdrückten Schweiß und unterdrückte Absonderungen.

Calcium sulfuricum D 6: 3 x tägl. 2 cm^3 oral.
Unter anderem anzuwenden bei eitrigen Nasenkatarrhen (auch verschleppten). Die Ausscheidungen der Schleimhäute sind dick, klumpig gelb, schleimig oder eitrig.

Pyrogenium D 15: 2 Tage lang 3 x 10 Tropfen oder als Ampullen D 6: 2 Ampullen als 1 Injektion. Nach 2 Tagen noch einmal 2 Ampullen injizieren. Anschließend abwarten, wie sich der septische Prozeß entwickelt. Bei einem septischen Prozeß, d. h. Eindringen der Gifte in die Blutbahn, entsteht Schüttelfrost mit Frieren, selbst bei hohem Fieber, mit sehr gesteigerter Pulszahl. Alle Absonderungen riechen übel. Wenn Fieber und Frieren nachlassen, setzt man Pyrogenium wieder ab.

Schlangengifte:
Lachesis, Naja tripudans,
Crotalus horridus Lachesis D 8:
(in Mittel- und Südamerika heimisch)

alle 2 Tage 2 cm^3 oral.
Bei lebensbedrohenden Zuständen Lachesis D 8 zwei Ampullen täglich, bis dieser Zustand beendet ist. Für uns ist die Beziehung zum Herzen wichtig. Bei allen Infektionskrankheiten ist das Herz in Mitleidenschaft gezogen, da die Toxine (Giftstoffe) über die Blutbahn zwangsläufig auch ins Herz gelangen und großen Schaden anrichten können. Also gilt es, das Herz zu schützen! Der Puls ist hier schwach und unregelmäßig, sowie erhöht beschleunigt zu tasten. Es herrschen Angst und Beklemmung vor! Schweißausbruch kann Entlastung des Kreislaufes durch die Toxinentlastung bedeuten.
Lachesis hilft bei **Endokarditis = Herzinnenhautentzündung, Myokarditis = Herzmuskelentzündung**, in der **akuten** wie auch **chronischen** Phase.

Naja tripudans D 12:
(Cobra oder Brillenschlange) 1 x tägl. 10 Tropfen, ansonsten wie Lachesis dosieren.
Das Mittel wirkt ähnlich wie Lachesis, wird jedoch auch noch bei akuten und chronischen Herzklappenfehlern, Störung des Reizbildungs- und Reizleitungsapparates eingesetzt.

Crotalus: ist eine in Südamerika beheimatete Klapperschlange. Potenz und Dosierung wie Lachesis. Es ist ebenso bei Infektionskrankheiten mit septischer Tendenz anzuwenden.

Wenn ein Pferd schwere Infektionskrankheiten durchgemacht hat, sollte man immer eine angemessene Regeneration und Erholungsphase folgen lassen. Dazu bedarf es einer Regeneration des gesamten Stoffwechsels, d. h. auch die Leber sowie das Herz, sollten in die Rekonvaleszenz einbezogen werden.

Innere Krankheiten

Dämpfigkeit

Eine Dämpfigkeit entsteht durch eine nicht behandelte oder schlecht behandelte Bronchialerkrankung mit Husten über längere Zeit. Was versteht man unter schlechter Behandlung? Diese ist dann gegeben, wenn z. B. eine Bronchialerkrankung mit Husten nicht ausgeheilt wird — und dieses geschieht immer, wenn Medikamente benutzt werden, die biologisch fremd als Blockermittel eine scheinbare Heilung bringen, weil es dem Pferd ja besser oder wieder ganz gut geht, aber das Donnerwetter früher oder später hinterherkommt. Auch die sogenannte Lungenspülung allein einzusetzen ist absurd. Dies kann eventuell nur dann etwas nutzen, wenn man zusätzlich hoch dosiert biologische Mittel einsetzt, um dem Immunsystem einen gewaltigen Schub vorwärts zu geben. Damit erreichen Sie, daß der Körper all seine Selbstheilungskräfte sammelt und gegen die Infektion angeht. Natürlich dauert das ein Weilchen, und Sie müssen schon etwas Geduld aufbringen! Aber was ist denn vorrangiger? Ein Pferd, das gesund und unanfällig gegenüber periodisch immer schlimmer wiederkehrende Infekte ist, ist auf Dauer gesehen kostengünstiger, erfreulicher und letztlich leistungsfähiger in jeder Beziehung. Um das zu erhalten, muß man dem Körper aber auch die Möglichkeit dazu geben. Schließlich ist es ja nicht das Pferd, das nicht will, sondern sein Körper, der nicht kann! Sicher werden Sie fragen: „Ja, wie lange dauert das denn?" Meine Antwort lautet: Es kommt darauf an, wie lange und wie schwer die Dämpfigkeit ist. Am besten, Sie behandeln Ihr Pferd bei beginnender Bronchitis und Husten auf biologisch richtigem Weg und lassen es erst gar nicht zur Dämpfigkeit kommen. Denn hier sind die Chancen noch am besten!
Fangen Sie jedoch mit Mitteln an, die das Immunsystem herunterdrücken oder nicht fördern, werden Sie Schiffbruch erleiden, auch wenn es zunächst so aussieht, als hätten Sie dem Pferd geholfen. Weit gefehlt!!

Eine echte Dämpfigkeit erkennen Sie an den beim Atmen immer stärker werdenden seitlichen Einziehungen am Ende des Rippenbogens. Deutlich sichtbar ist dabei die sogenannte Dampfrinne. Die Atmung geschieht heftig und stoßweise.
Bei schwerer Dämpfigkeit ist in der Regel auch ein "Lungenemphysem" vorhanden.
Hier wird die Sache problematisch!
Ein Lungenemphysem läßt sich nicht heilen, denn Sie müssen sich vorstellen, die Lunge besteht aus vielen kleinen Bläschen, um eine möglichst große Atemoberfläche zu haben. Über diese Bläschenwände wird die Einatmungsluft an das Blut übergeben und somit das Blut mit Sauerstoff angereichert (arterielles = hellrotes Blut). Auf dem gleichen Wege geht bei der Ausatmung die verbrauchte Luft wieder vom venösen = dunkelroten Blut über die Luftbläschen nach außen. Wenn jetzt einige dieser Luftbläschen platzen, entsteht dadurch zwar ein etwas größeres Bläschen, aber mit geringerer Oberfläche.
Das bedeutet, der Gas- (u. a. Sauerstoff-) austausch wird geringer. Der Organismus verliert an Leistung usw. Dazu kommt eine weitere Belastung: In diesen durch viele kleine geplatzte Bläschen entstandenen größeren Bläschen sammelt sich entzündliche Flüssigkeit an mit all ihren zusätzlichen Belastungen und Nebenwirkungen.
Die geplatzten Lungenbläschen regenerieren sich nicht mehr, der entstandene Hohlraum (oder Caverne) bleibt bestehen.
Jetzt heißt es, Schleim entfernen und ganz kräftig das Immunsystem aufbauen!
Das Pferd wird zwar durch den von Zeit zu Zeit sich ansammelnden Schleim belastet bleiben, aber es wird bei vernünftiger Reitweise, Haltung und Pflege noch recht lange Freude bereiten.
Ein voll belastbares Leistungspferd wird es dann jedoch nicht mehr sein können.

Therapie

Aconitum D 4:	stündlich 30 Tr. bei Fieber.
Echinatruw:	2 — 3 x täglich 5 cm^3 oral, Immunsteigerung

Arsenicum album D 4:	Bei akutem Schleimrasseln mit Atemnot: 4 x tägl. 1/2 cm^3 oral
Arsenicum album D 30:	Chronischer Zustand: 1 x tägl. 1 cm^3 oral
Arsenicum jodatum:	Dosierung wie Arsenicum album
Antimonium arsenicosum: D 8:	3 x tägl. 10 Tropfen Für alle Bereiche der Luftwege, schwer löslicher Schleim.
Kalium bichromicum D 30:	1 x tägl. 1 cm^3 Ein Hauptmittel bei allen Erkrankungen der Atmungsorgane.
Jodum D 30:	jeden 2. Tag 2 cm^3 oral (Husten rauh mit Schleimrasseln)
Hepar sulfuris D 30:	morgens und abends 1 cm^3 oral. (Behandlungsbereich: u. a. Katarrh der Atmungsorgane)
Centraria islandica D 3 - Ø:	stündlich 20 Tropfen. Isländisches Moos ist schleimlösend.

Wickeltherapie:	**Retterspitz** etwas verdünnt 1 : 2 — 4 je nach Hautverträglichkeit. Das Fell muß bei Wickelanwendung immer **kurz** gehalten werden, da sonst zu wenig von dem gewünschten Mittel auf die Haut und so zur Wirkung kommen kann. Angelegt wird dieser Retterspitzwickel beiderseits der Rippen, möglichst an den Stellen, an denen man mit dem Stethoskop am deutlichsten die Rassel- oder Brodelgeräusche vernimmt. Wickelgröße: vom Leinenhandtuch bis Bettlaken je nach Bedarf.

Eine andere Möglichkeit ist es, einen sogenannten **Brustwickel** mit **Salzwasser getränkt,** über **Nacht** anzulegen. Man legt das große, in **gesättigter Salzwasserlösung** getränkte, aber ausgewundene Leinentuch von unten um die Brust (Rippenteil), so daß beide Enden links und rechts zur Wirbelsäule zeigen. Über dem Rücken werden jetzt die Enden mit einem Band zusammengehalten. Unter dieses Band bitte eine Polsterung aus Schaumgummi oder Watte legen. Die Anwendung erfolgt **kalt**. (Siehe bitte Kapitel **Wickeltherapie**, da Sie weitere Tücher benötigen.)

Am nächsten Morgen **muß** das gekürzte Fell bzw. die Haut mit klarem Wasser vom abgelagerten Salz gereinigt werden, da sich sonst zu starker Juckreiz einstellt und — falls die Hautreizung nicht zu groß war — muß das Fell trockengerieben werden. Nun soll sich das Pferd erst einmal von der salzigen sprichwörtlichen "Roßkur" erholen. Danach — falls nötig — nochmal das gleiche! Haben Sie keine Angst, es ist keine Tierquälerei, wenn es mal etwas juckt. Das Pferd wird die Behandlung als äußerst erleichternd empfinden.
Bei stark geschwächten Pferden würde ich für die Wickel nicht Salz, sondern zunächst das zuvor erwähnte Mittel — **Retterspitz** — benutzen.
Ich bin überzeugt, durch diese Reize nach Kneipp wirft das Pferd mit einem kräftigen, in diesem Fall heilenden Husten den ganzen Schleim heraus. Es lebt auf und die von Ihnen durchgeführten Immunsteigerungen wirken voll auf das Tier.
Eine anschließende **Zelltherapie** mit entsprechend ausgesuchten Frischzellen wird Ihrem Pferd einen kräftigen Schub nach vorn versetzen. (Siehe Kapitel **Zelltherapie**). Empfinden Sie nicht auch, daß man mit einer derartigen natürlichen Behandlung weit mehr erreicht, als daß man riskiert, aus einem akuten einen chronischen Zustand — sicher ungewollt — hochzuzüchten und dieser auch noch immer mehr entgleist?

Hepatitis

Die **Hepatitis** ist unter dem Begriff **Leberentzündung** allgemein bekannt. Ursachen sind meist **Viren** oder andere **Infektionserreger.**

Symptome

Das Weiße der Augen (Sklera) sowie die Nasen- und Maulschleimhäute verfärben sich gelblich. Das Tier wirkt müde und matt. Die Leberregion an der rechten Körperseite ist druckempfindlich. Im Bauchraum herrscht ein Spannungsgefühl. Das Fell wirkt stumpf, der Urin ist verfärbt bis grün, falls eine Gelbsucht dazukommt. Der Stuhl ist hell in Richtung Lehmfarben.

Therapie

Carduus marianus ∅: 4 x tägl. 2 cm^3 oral. Es ist eines der führenden Lebermittel bei akuter Hepatitis. Druck, Stechen in der Lebergegend sowie Völlegefühl herrschen beim Pferd vor. Beginnender Ikterus (Gelbsucht). Neigung zu Blutungen (Hämorrhagien) und Stauungen in den Venen sind vorhanden.

Bryonia D 4: 4 x tägl. 1 cm^3. Bewegung verschlimmert, Trockenheit im Maul, Stuhl ist trocken und hart. Das Mittel ist bei schmerzhafter Leberstörung angezeigt.

Quassia D 2: 4 x tägl. 1 cm^3. Es paßt immer, wenn die Leberstörungen auf grippaler Infektion, z. B. Husten, Schnupfen usw. basiert. Die Leber ist angeschwollen. Infektionskrankheiten sind vorausgegangen, Leberzirrhose steht an.

Nux vomica D 4: 4 x tägl. 20 Tropfen. Es ist zusammen mit Quassia das führende Mittel bei Leberzirrhose. Nux vomica paßt sehr gut, wenn das Pferd von Haus aus gereizt ist, so daß eine Organempfindlichkeit über die Psyche des Pferdes entsteht.

Phosphorus D 12: 3 x tägl. 10 Tropfen. Dieses Mittel im Wechsel mit **Carduus marianus** ist ein hervorragendes Mittel zur Leberschutztherapie. Im akuten Hepatitis-Zustand kann man **Carduus marianus** oder auch **Chelidonium D 2** sowie **Phosphorus D 12**, 3 x tägl. 10 Tropfen vor dem Füttern 2 — 3 Wochen in das Maul eingeben.

Chelidonium D 2: 3 x tägl. 10 Tropfen. Es wird zusammen mit Carduus marianus und Phosphorus 3 x tägl. 10 Tropfen vor dem Füttern gegeben. Es wirkt im akuten Zustand.

Hepar sulfuris D 30: 2 x tägl. 1 cm^3. Dieses Mittel wird bei Verdacht auf einen Abszeß an der Leber eingesetzt. Zu erkennen mit bloßem Auge an fettem Urin und Eiter im Harn. Hepar sulfuris ist generell ein Eiterungsmittel, auch an anderen Stellen des Körpers.

Mercurius dulcis D 8: 2 x tägl. 10 Tropfen. Es hat gute Wirkung bei Icterus catarrhalis — also durch Katarrhe entstandener Gelbsucht, bei hepatischem Icterus — also durch Hepatitis entstandener Gelbsucht. Außerdem ist dieses Mittel bewährt bei chronischer Hepatitis.

Der Stuhl ist dünn, grünlich und mit Blut durchsetzt.

Zelltherapie: Sie kann zur Regeneration nach einer Hepatitis entscheidend beitragen. Für die Leber, als das Haupt-Entgiftungs- und Stoffwechselorgan im Körper, ist eine gute Ausheilung von größter Wichtigkeit.

Nephritis

Eine Nierenentzündung läßt sich dadurch erkennen, daß Ihr Pferd am hinteren Rücken, am Rippenende, empfindlich ist. Es nimmt ab und wird schwach, weil es über den Urin Eiweiß verliert, das normalerweise für den Muskelaufbau benötigt wird (vermehrte Proteinzufuhr bei Bodybuilder/innen). Eine Untersuchung des Urins und Blutes durch fachkundigen Heilpraktiker oder Tierarzt wäre nötig, um eine Sicherstellung des Befundes zu geben.

Therapie

Homöopathie

Aconitum D 30: 3 x tägl. 1 cm^3. Es ist im Anfangsstadium angezeigt, wenn die Ursache eine Erkältung oder Unterkühlung (auch Durchzug, den man häufig in Ställen vorfindet) ist. Der Harn geht spärlich unter Zwang ab. Druckempfindlichkeit im Nierenbereich ist festzustellen.

Dulcamara D 6: 3 x tägl. 1 cm^3. Auch hierbei gilt das Anfangsstadium, um eine akute Nierenentzündung zu verhindern. Ursachen liegen wie bei Aconitum an Kälte und Nässe. Es kann zu unwillkürlichem Harnabgang kommen. Dieser sieht trüb aus!

Solidago virga aurea Ø Ø = Urtinktur = nicht verdünnt. Dieses Mittel ist ein erstklassiges Nierenfunktionsmittel. Die Nierengegend ist druckschmerzhaft. Es herrscht ein erschwertes Harnlassen. Die Schmerzen können bis zur Blase gehen. Dieses Mittel wird auch als Tee benutzt.

Apis D 6: Alle 2 Stunden 10 Tropfen. Das Pferd verträgt keine Wärme und hat keinen Durst. **Bildung von Wasseransammlungen im Gewebe** (sogenannte **renale Ödeme**). Dieses Mittel gibt man, bis die Ödeme nachlassen.

Helleborus Niger D 6: 3 x tägl. 1 cm^3.
Das Mittel bewährt sich bei Anschwellungen wie Apis. Es ist eine Reizung der Nieren vorhanden, die bis zu Blutharnen oder eitrigem Harn führen kann.

Terebinthina D 6: Alle 2 Stunden 10 Tropfen. Es liegen brennende, drückende Nierenschmerzen vor. Harnzwang, jedoch zunächst vermindert, später vermehrt. Abgang von Eiweiß und Schleim sind möglich. Urin sieht aus wie Kaffeesatz und riecht etwas süßlich, etwa wie "Veilchen".

Phosphor D 12: 3 x tägl. 1 cm^3.
Hier herrscht, besonders in der Nacht, häufiger, reichlicher Harnabgang vor. Urin enthält ebenfalls Eiweiß, kann Blut enthalten sowie labormäßig erfaßbaren Gallenfarbstoff (Bilirubin).

Berberis vulgaris D 4: Das Pferd empfindet grabende oder stechende Schmerzen, die ausstrahlen vom Nierenbereich in alle Richtungen, besonders in die Harnleiter. Die Nierengegend ist besonders schmerzempfindlich. Die Harnfarbe wechselt von hell bis gelblich-rötlich-trüb. Der Harnfluß selbst ist reichlich.

Arsenicum album D 4: 3 x tägl. 1 cm^3.
Akute Nephritis, chronische Nephritis, Schrumpfniere mit vorhandenen Gewebeödemen. Unwillkürlicher Harnabgang mit Eiweiß und Blut im Urin. Die Leitsymptome zeigen ein rasches Sinken der Kräfte an. Das Tier leidet ewig an Durst auf geringe Mengen Wasser. Allgemeine Verschlimmerungen sind nachts zwischen 0.00 — 3.00 h. Das Brennen ist ein starkes Symptom für eine Behandlung mit Arsenicum album.

Acidum carbolicum D 30: 1 x tägl. 1 cm^3.
Es hat starke Wirkung auf die Schleimhäute der Nieren und Blase. Urin ist dunkel, olivgrün bis schwarz, blutig, übelriechend, scharf. Eiweiß sowie Sedimente von Phosphaten und Harnsäure sind vorhanden.

Nephrose

Dies ist eine **degenerative** Erkrankung des **Nierenparenchyms (= spezifisches Arbeitsgewebe der Niere).**

Die Therapierung ist wie bei der der Nephritis angegeben. Dazu kommen Mittel wie:

Mercurius solubilis D 30: 1 x tägl. 1 cm^3. Bei blutigem, eitrigem Schleim aus der Harnröhre, besonders nachts, der tropfenweise abgeht. Der Urin ist scharf und dunkel. Bei der Laboruntersuchung sind Eiweiß- und Zylinderzellen feststellbar. Es herrscht Anurie (= minimaler oder fehlender Urin).

Equisetum hiemale Ø: Alle 2 Stunden 1 cm^3. Dieses Mittel treibt den Harndurchfluß in der Niere an. Equisetum ist auch als Tee brauchbar.

Colchicum D 4: 4 x tägl. 1 cm^3. Wenn viel Harnsäure vorhanden ist. Es ist weißer Satz im Harn. Hierbei ist der Harn vermindert, Farbe ist dunkel bis feuerrot, auch blutig. Nässe und Kälte verschlimmern alles!

Pyelitis und Pyelonephritis

Pyelitis ist eine **Nierenbeckenentzündung. Pyelonephritis** ist eine **Nierenbeckenentzündung** mit **Beteiligung** des **organspezifischen Gewebes des Nierenbeckens**, also des **Nierenbeckenparenchyms**. Diese Erkrankung ist bakteriell und entsteht entweder als aufsteigende Infektion über die Harnwege oder hämatogen, also über das Blut. Das Pferd friert, hat Kopf- und Rückenschmerzen. Ebenso empfindet es Schmerzen beim Urinlassen. Im akuten Zustand hat das Pferd Fieber. Behandelt werden Pyelitis und Pyelonephritis gleich! Grundsätzlich muß auch hier ein erfahrener Heilpraktiker oder Tierarzt zu Rate gezogen werden.

Von homöopathischer Seite sind folgende Mittel möglich:
Parellel zu einer etwaigen Antibiotika-Therapie (diese darf aber nicht im Anfangsstadium sein) gibt man:

Echinatruw: 3 x tägl. 40 Tropfen oral. Bei hochgradiger Erschöpfung sowie üblem Uringeruch.

Mercurius sublimatus corrosivus D 30: 3 x tägl. 10 Tropfen.
Es herrschen eitrige bis blutige Symptome im Urin vor. In der Nacht tropfenweise Abgang von blutig und gelb-eitrigem Urin. Der Harn ist dunkel und scharf.

Terebinthina D 30: Alle 2 Stunden 10 Tropfen. Das Mittel ist richtig, wenn der süßliche, veilchenartige Geruch des Urins vorhanden ist. Der Urin sieht aus wie Kaffeesatz; auch Blut und Schleim können dazwischen sein.

Cantharis D 6: Alle 2 Stunden 10 Tropfen bis 3 x tägl. 1 cm^3. Tiefer würde ich mit der Potenz nicht gehen, da Cantharis ein starkes Reizmittel ist. Einzusetzen ist dieses Mittel, wenn

Schmerzen und Empfindlichkeit in der Nierengegend bei leichtester Berührung vorhanden sind. Das Pferd quält sich beim Wasserlassen, da der Urin durch die Bakterien bedingt sehr stark im Blasenhals und in der Harnröhre brennt. Schon wenn sich die geringste Menge Urin in der Blase sammelt, kommt Harnzwang auf, so daß es häufig zu tropfenweisem Wasserlassen kommt. Der Urin kann nur schwer gehalten werden. Entgegengesetzt kann es aber auch zu Harnverhalten kommen und ein blutig-eitriger Ausfluß vorhanden sein.

Pyrogenium D 30: Würde ich bei so schwerwiegenden Fällen als Zwischengabe 3 x wöchentlich 1 cm^3 oral geben. Dies ist ein Mittel, das bei Fieber, Schüttelfrost, eventuell mit Ruhelosigkeit, Angst und Bewegungsdrang, also septischen Zuständen, hilfreich sein kann. Zum Teil sind aashafte Gerüche vorhanden.

Formica rufa D 12: Dosierung wie bei **Cantharis** und kann mit ihr, der spanischen Fliege (Cantharis), kombiniert werden. Die Formica rufa läßt sich einsetzen, wenn Kolibakterien im Urin sind mit üblem Geruch oder dieser Urin giftig ist, also Harnsäure enthält. Cantharis und Formica rufa sind Nieren- und Blasenmittel bei brennendem Urin. Dies ist sicher immer dann der Fall, wenn Bakterien im Urin gefunden werden können.

Urolithiasis

Dies ist eine Krankheit, bei der im Nieren- und Blasentrakt Konkrementbildung vorherrscht. Unter Konkrementbildung versteht man das Zustandekommen von Grieß und Steinen.

Therapie
Sie erstreckt sich meist über Monate.

Berberis vulgaris D 4: 3 x tägl. 30 Tropfen. Es herrschen stechende Schmerzen in der Nierengegend vor, die nach allen Richtungen ausstrahlen, besonders längs des Harnleiters. Harnsäurediathese! Dies bedeutet, zuviel Harnsäure im Blut, Grieß- und Steinbildung, Ausleitung über die Niere!

Solidago virga aurea D 2: 3 x tägl. 30 Tropfen. Nierengegend ist druckschmerzhaft! Schmerzen ziehen bis zur Blase! Harn ist dunkel, rotbraun mit dickem Satz. Es können Blut, Schleim, Eiweiß, Grieß oder gar Steine vorhanden sein, die abgehen.

Bewährt hat sich in meiner Praxis folgende Therapiezusammenstellung:

Phoenix Tartarus III/020: Die ersten 4 Tage alle 2 Stunden 30 Tropfen, danach 4 x tägl. 20 Tropfen.
Dazu:

Solidago II/035 B: 4 x tägl. 30 Tropfen. Hierbei werden verstärkt die Schadstoffe ausgeleitet.

Sollten Koliken vorhanden sein, so beginnen Sie bitte mit:

Phoenix Hydragyrum II/027 A:	4 x tägl. 30 Tropfen sowie:
Phoenix Plumbum 024 A:	4 x tägl. 10 Tropfen. Geben Sie diese beiden Mittel so lange, bis die Koliken aufhören und nicht wieder einsetzen.
Phoenix Tartarus III/020:	Mit 3 x tägl. 10 Tropfen beginnend, langsam anfangen. Das letztere Mittel reizt stark, deshalb bitte Vorsicht!

Ich möchte bemerken, daß es noch andere Firmen und Komplexmittel gibt, die ebenfalls Steine aufzulösen imstande sind. Mit diesem Therapievorschlag müssen Sie etwa 3 — 6 Monate, in Ausnahmefällen länger, behandeln. Bedenken Sie, daß sich Steine nicht von heute auf morgen auflösen lassen.

Nieren- und Blasentee:

Radix Ononidis	=	**Hauhechelwurzel**
Herba Solidago	=	**Goldrutenkraut**
Folia Betulae	=	**Birkenblätter**
Herba Equiseti	=	**Schachtelhalmkraut**
Radix Levistici	=	**Liebstöckelwurzel (Nicht einsetzen wegen zu starker Reizung, bei Entzündungen der Nieren und ableitenden Harnwege sowie eingeschränkter Nierentätigkeit.)**
Radix taraxaci	=	**Löwenzahnwurzel**

Ich gebe dem Pferd täglich bei Nieren- oder Blasenproblemen wenigsten 4 — 5 l Tee zu trinken. 1 Eßlöffel Tee auf 1 l heißes Wasser — überbrühen — 15 Min. ziehen lassen. Der Tee kann auch kalt getrunken werden.

Vergessen Sie bitte nicht, den Salzstein aus der Box zu entfernen. Dies gilt für alle Nierenerkrankungen!

Zystitis

Eine **Blasenentzündung (Zystitis)** kann entstehen entweder durch **Bakterien, Kathederisierung, Unterkühlung** oder auch **Blasensteine**. Das Pferd empfindet beim Urinieren Schmerzen durch die Bakterien oder eventuell Abgang von Grieß und/oder Steinen, welche die Schleimhaut der Blase und der Harnröhre verletzen können.
Der Harn kann mit Blut durchsetzt sein. Die Farbe verändert sich durch Schleim und Grieß zu einer trüben Flüssigkeit. Durch die entstehende Blasenreizung kommt es zum Bemühen häufigen Urinierens, was jedoch nur spärlich vonstatten geht. Je länger sich eine Blasenentzündung hinzieht, desto eher ist die Möglichkeit einer Lähmung (Paralyse) der Blase möglich. Dies bedeutet, der Urin kann nicht mehr gehalten werden, es entsteht ein unwillkürlicher Urinabgang!

Therapie

Cantharis D 6:	50,0 g (= 50,0 ml)
Formica rufa D 4:	50,0 g
	100,0 g
	Geben Sie von dieser Mischung alle 2 Stunden 1 cm^3 oral, 1 Tag lang, danach 4 x tägl. 1 cm^3.
Copaiva D 6:	3 x tägl. 1 cm^3. Dieses Mittel ist ein hervorragendes Schleimhautmittel; so beim Brennen im Blasenhals und der Harnröhre beim Urinieren, Harndrang ist häufig, aber oft vergeblich. Uriniert wird tropfenweise mit Schleimabgang. Scharfe, ätzende, milchig bis blutige Urinbeschaffenheit können vorhanden sein. Auch nach dem Wasserlassen besteht aufgrund der Blasenreizung weiterer Harndrang.

Causticum D 4:	3 x tägl. 1 cm^3. Es herrschen Blasenschwäche bis -lähmung vor. Der Harn ist uratreich! Urin kann nicht gehalten werden, z. B. wenn das Pferd hustet. Es können Blasenwucherungen vorhanden sein.
Arnika D 5:	3 x tägl. 1 cm^3 3 — 4 Tage vor einer Kathederisierung und danach geben. Es verhindert meistens einen Infekt, der durch Kathederisierung entstehen kann.
Dulcamara D 4:	im **akuten** Zustand. 3 x tägl. 1 cm^3.
Dulcamara D 30 und höher:	im **chronischen** Zustand. 1 x tägl. 1 cm^3 und weniger.

Blasenkatarrh — Reizblase

Verursachung und Verschlimmerung sind Feuchtigkeit, Nässe und Kälte. Unter anderem denke ich hier an feuchte Stallwände, nasses Matratzenlager, Durchzug usw.

Therapie

Aristolochia clematis D 12: 3 x tägl. 10 Tropfen. Das Pferd hat Schmerzen in der Harnblase mit häufigem Harndrang, besonders nachts zwischen 2.00 und 4.00 Uhr! Plötzlich auftretende Nierenschmerzen sind vorhanden!

Pulsatilla D 4: 3 x tägl. 1 cm^3. Dieses Mittel ist einzusetzen, wenn die Ursache der Erkrankung eine Erkältung ist. Häufiger Harndrang und unwillkürlicher Harnabgang, nachts, beim Gehen oder beim Husten. Der Harn sieht wasserhell oder braun und satzig aus. Es herrscht Blasenkatarrh oder Nierenbekkenkatarrh.

Equisetum hiemale D 6: 4 x tägl. 1 cm^3. Die Blase fühlt sich wie wund und voll an. Die Blasenschmerzen werden trotz Wasserlassens nicht gebessert. Das Pferd läßt viel Harn! Dieser ist dunkel, scharf und enthält viel Schleim. Equisetum ist ein harntreibendes Mittel. Je mehr Harn fließt ohne zu große Reizung der Schleimhäute zu veranlassen, desto besser ist es für die Heilung. Es können Bakterien und andere Schadstoffe mit abfließen!

Verdauungsapparat

Kolik

Eine für das Pferd sehr schmerzhafte Angelegenheit. Sie kann entstehen durch Blähungen (Roemheld'sches Syndrom kann durch vegetative Überreizbarkeit als auch psychisch überempfindlich bedingt sein.)

Symptome

Es fängt damit an, daß das Pferd unruhig wird, zum Bauch schaut, scharrt und gegen den Bauch tritt. Wird es schlimmer, bekommt es Angst, der Puls geht dadurch schneller, und die Atmung wird ebenfalls beschleunigt. In der Schmerzsteigerung legt sich das Pferd hin oder wälzt sich gar am Boden. Durch die Blähungen entstehen laute Darmgeräusche. Wegen vegetativer Überregbarkeit entstehen Spannungen oder Verkrampfungen von Darmabschnitten.

Therapie

Colocynthis D 4: In **akutem** Zustand **sofort 40 Tropfen ins Maul geben.** Nach **10 Minuten nochmals 30 Tropfen**, nach weiteren **10 Min., falls notwendig, noch einmal 30 Tropfen.**
Wenn das Pferd zu **schweren** Koliken neigt, geben Sie **1 Woche lang 1 x tägl. Colocynthis D 30 1 cm^3, danach 1 x wöchentlich Colocynthis D 200 5 Tropfen.**

Wenn die schweren Koliken ausbleiben und über einen Monat nicht mehr auftreten, können Sie das Mittel absetzen.
Bei dieser Gelegenheit möchte ich Ihnen für das Mittel **Colocynthis** in seiner Wirksamkeit, bei ganz stark **einschießenden, krampfartigen**

Schmerzen mit Pausen, eine Brücke bauen. Denken Sie (so hat man mir das auch einmal erklärt) an Max und Moritz. Hierbei gab es die Geschichte mit Schneider Meck-Meck und Witwe Bolte. Als der Schneider ins Wasser fiel, danach naß herauskam, legte er sich mit stark eingezogenem Bauch, krumm und schief vor Kälte und Schmerz, schlotternd auf das Bügelbrett, um sich von Witwe Bolte trockenbügeln zu lassen. Dieser, vor grimmigem Schmerz eingezogene Bauch des Schneiders ist gleichzusetzen mit dem vor Schmerz sich hinlegenden und eventuell wälzenden Pferd. Alles klar? — So einfach ist Homöopathie . . .
Colocynthis bessert bei Druck und Zusammenkrümmen.

Dioscorea villosa D 1: Wenn Schwäche und Erschöpfung im Vordergrund stehen, wie bei **Colocynthis**, dann sofort auch in **Kombination** mit **Colocynthis** 40 Tropfen geben. Es herrschen im Gegensatz zu Colocynthis (Schmerz mit Pause) dumpfe, kontinuierliche Schmerzen vor, im Bereich von Magen/Nabel, aber auch heftige Schmerzen im ganzen Bauchraum. Aufstehen des Pferdes bessert bei diesem Mittel. Es ist eine starke Blähsucht vorhanden. Dioscorea vill. hat bevorzugte Wirkung über das vegetative Nervensystem (das vegetative Nervensystem ist das unbewußte, selbständig arbeitende Nervensystem).

Belladonna D 30: 1 x tägl. 1 cm^3. Kann genommen werden, wenn die Krämpfe sich mehr aus entzündlichen Faktoren in den Därmen zusammensetzen.

Atropinum sulfuricum D 30: Es hat ähnliche Wirkung wie Belladonna, jedoch liegt der Schwerpunkt der Krampfrichtung nicht auf der entzündlichen Seite, sondern mehr auf dem nervösen, antispastischen Zustand.

Augenerkrankungen

Periodische Augenentzündung, Augenkatarrh, Bindehautentzündung, Hornhautgeschwüre

Wie der Name schon sagt, kann die periodische Augenentzündung, auch Mondblindheit genannt, von Zeit zu Zeit wiederkommen. Da bei jeder wiederkehrenden Entzündung des Auges eine immer größere Schädigung evtl. bis zur Erblindung eintritt, ist es von Nutzen, eine intensive Behandlung durchzuführen. Neben der allopathisch-ärztlichen Therapie haben Sie folgende Möglichkeiten:

Therapie

Homöopathie:

Euphrasia officinalis D 4: stündlich 10 Tropfen oral. Eine starke Bindehautentzündung ist vorhanden. Die Tränen sind so scharf, daß das Pferd blinzeln muß. Bei beiden Möglichkeiten sehr große Lichtempfindlichkeit. Das Pferd muß im Dunkeln stehen! Verschlimmerungstendenz besonders morgens. Das Auge läßt sich **äußerlich** mit **Euphrasia officinalis D 4 — D6** (ca. 50 Tropfen in etwa 1 Tasse warmes Wasser) behandeln. Ein darin angefeuchtetes, kleines Leinentuch, z. B. ein sauberes Taschentuch wird auf das Auge gelegt. Vorsicht bitte: das Pferd hat Schmerzen im Augapfel! Dieses Mittel findet auch Anwendung bei Geschwürbildung an der Hornhaut mit rahmigem Eiter als Absonderung.

Aconitum D 4:	stündlich 10 Tropfen oral. Es ist angezeigt bei **akutem** Augenkatarrh, d. h. das Auge ist entzündet, gerötet, schmerzhaft, leicht empfindlich, mit brennenden Tränen. Das Pferd kann vorübergehend auch blind sein!
Causticum D 4:	stündlich 10 Tropfen. Anzuwenden bei: Scrophulöse Ophthalmie (Entzündung in allen Schichten des Augapfels), Lichtscheuheit, Schleimabsonderung, Schwere der oberen Augenlider. Das Pferd hat ein Reibegefühl, so wie Sand in den Augen!
Calcium carbonicum D 3:	4 x tägl. 15 — 20 Tropfen oral Anzuwenden bei: Bindehautentzündung, Hornhautentzündung, Geschwüre an der Hornhaut, Entzündungen in allen Augenschichten, Druck, Brennen in den Augen, Tränen in den Augen, nachts verklebt. Die Pupillen sind erweitert.
Mercurius D 8:	stündlich 8 — 10 Tropfen oral. Anzuwenden bei: Lider geschwollen, Tränen scharf, fressend, Sandgefühl. Es werden Schleim und Eiter abgesondert. Starke Lichtempfindlichkeit mit Bläschen und Geschwüren auf der Hornhaut. Die Augen werden wegen der großen Lichtempfindlichkeit und des Sandgefühles fest geschlossen.

Sulfur D 30: morgens und abends 10 Tropfen.
Anzuwenden bei:
Entzündung der Bindehaut und Augenlider, Brennen der Augen, d. h. das Pferd wird die Augen ziemlich schließen. Es herrscht Lichtempfindlichkeit, scharfe Tränen, Hornhautentzündung ist möglich!

Thuja D 3: stündlich 10 Tropfen oral.
Anzuwenden bei:
Entzündungen der Bindehaut, Augenlider, Hornhaut und Regenbogenhaut. Lichtempfindlichkeit, Tränenfluß, schlechtes Sehen.

Apis D 6: stündlich 10 Tropfen oral.
Anzuwenden bei:
Entzündung und Rötung der Bindehaut mit Anschwellung derselben um die Hornhaut. Schwellung der Augenlider, Geschwüre der Hornhaut (Ulcus corneae), Tränenfluß, Schleimabsonderung, Verminderung des Sehvermögens sind möglich.

Aurum D 8: stündlich 10 Tropfen.
Anzuwenden bei:
Pupillen sind erweitert, die Augen tränen, Pferd sieht schlecht, eine Verdunkelung der oberen Hälfte des Gesichtsfeldes ist vorhanden. Chorioretinitis (= Aderhautentzündung mit Beteiligung der Netzhaut). Anschließend erfolgt eine Atrophie (= Schwinden der belasteten Netzhautteile), Netzhautablösung (Ablatio retinae). Dieses Mittel ist kontraindiziert (verboten), wenn bereits bei Mondlicht Verschlimmerungssymptome eintreten; denn Mondlicht bessert hier bei diesem Mittel!

Conium D 4: stündlich 10 Tropfen oral.
Anzuwenden bei:
Bindehautentzündung mit sehr starker Lichtempfindlichkeit. Pupillen erweitert, vorübergehende Blindheit durch Lähmung des N. opticus (= Sehnerv), kann nicht nah und fern einschätzen, wirkt dadurch wie seekrank. Dieser Zustand läßt nach, sobald die Augen geschlossen werden. Lähmung der Augenmuskeln, kann die Augenlider schwer heben.

China D 6: morgens und abends 10 Tropfen oder **D 30:** 1 x tägl. 1 cm^3 oral.
Anzuwenden bei:
Periodizität, d. h. Wiederkehr der Beschwerden. Verschlimmerung nachts, Verschlimmerung durch kaltes und nasses Wetter.

Psychische Erkrankungen

Weben

Unter Weben versteht man das sich Hin- und Herbewegen des Kopfes und auch der gesamten vorderen Körperpartie. Ein ähnlicher Zustand fiel mir bewußt erstmals als junger Mensch im Hamburger Tierpark Hagenbeck im Elefanten-Winterquartier auf. Die armen Tiere waren an einem Vorder- und Hinterbein mit Ketten festgebunden, sie standen da mit schwankendem Kopf und Rüssel sowie mit schwankender, vorderer Körperpartie von einem Vorderbein auf das andere. Ich bezeichne das Weben als rein psychogen bedingten Stallkoller. Das Gleiche läßt sich bei Raubkatzen in ihren Käfigen feststellen, das ewige Hin- und Herlaufen ist meines Erachtens nichts anderes.

Abhilfe

Das betroffene Pferd braucht schlicht und einfach eine größere Box mit mehr Bewegungsmöglichkeit, mehr Beschäftigung und Zuwendung. Es gibt Schriften, in denen das Weben als eine Stalluntugend abgetan wird. Es ist eine Untugend, deren Ursache aber nicht beim Pferd liegt...

Zusatztherapie: Homöopathie und Akupunktur

Homöopathie:

Hyoscyamus D 30: 1 x tägl. 15 Tropfen.
Das Mittel wirkt bei großer Ruhelosigkeit und Verwirrung.

Tarantule hispanica D 30: 1 x tägl. 10 Tropfen.
Dieses Mittel wirkt gegen den Zwang, die Beine, Kopf und Körper zu bewegen sowie bei Teilnahmslosigkeit bis zur Stupidität.

Agaricus D 6: 3 x tägl. 1/2 cm^3.
Bei nervöser Lebendigkeit mit psychisch motorischer Unruhe.

Einige wichtige Giftpflanzen, die beim Pferd Darmentzündung, Kolik, Leberschäden und Lähmungen hervorrufen oder sogar den Tod bedeuten können.

Bitterlupine	wächst meist an Böschungen . . . führt zu Leberschäden
Buxbaum	wächst als Hecke . . . führt zu Koliken und Lähmungen
Eibe	wächst als Baum oder Hecke . . . führt zu Herzrhythmusstörung, Herzlähmung, plötzlichem Tod
Farnkraut	wächst im Wald und Waldrändern . . . führt zu Abmagerung, Gleichgewichtsstörung, Krämpfen, Tod
Fingerhut rot	wächst auf Wiesen und am Waldrand . . . führt zu Durchfall, Schweißausbrüchen, Herzrhythmusstörung, Herzlähmung, Tod
Herbstzeitlose	wächst auf Wiesen . . . führt zu Kreislaufstörung, Kolik, Lähmung, Atemstillstand
Hahnenfuß	wächst auf Wiesen . . . führt zu Darmentzündung mit Durchfall
Kreuzkraut	wächst auf Ackerböden . . . führt zu Verstopfung, Futterverweigerung, Leberschaden, Gleichgewichtsstörung
Liguster	wächst als Hecke . . . führt zum Tod
Robinie	wächst als Hecke . . . führt zu Darmentzündung, Kolik
Thuja	wächst als Hecke . . . führt zu Darmentzündung, Kolik, Leberschaden
Giftpilze	wachsen im Wald, aber auch auf Wald/Wiesenrändern . . . führen zu Krämpfen, Speichelfluß, Atemnot, Durst, Erbrechen, Koliken, Durchfällen, Herzrhythmusstörung, Tod häufig.

Stichwortverzeichnis